二 十 四 节 气

极简轻蔬食

72道顺应天时、调养体质的美味素食

立春 雨水 惊蛰 春分 清明 谷雨 立夏 小满 芒种 夏至 小暑 大暑 立秋 处暑 白露 秋分 寒露 霜降 立冬 小雪 大雪 冬至 小寒 大寒

柯建新 陈怡真 童丽霞等 著

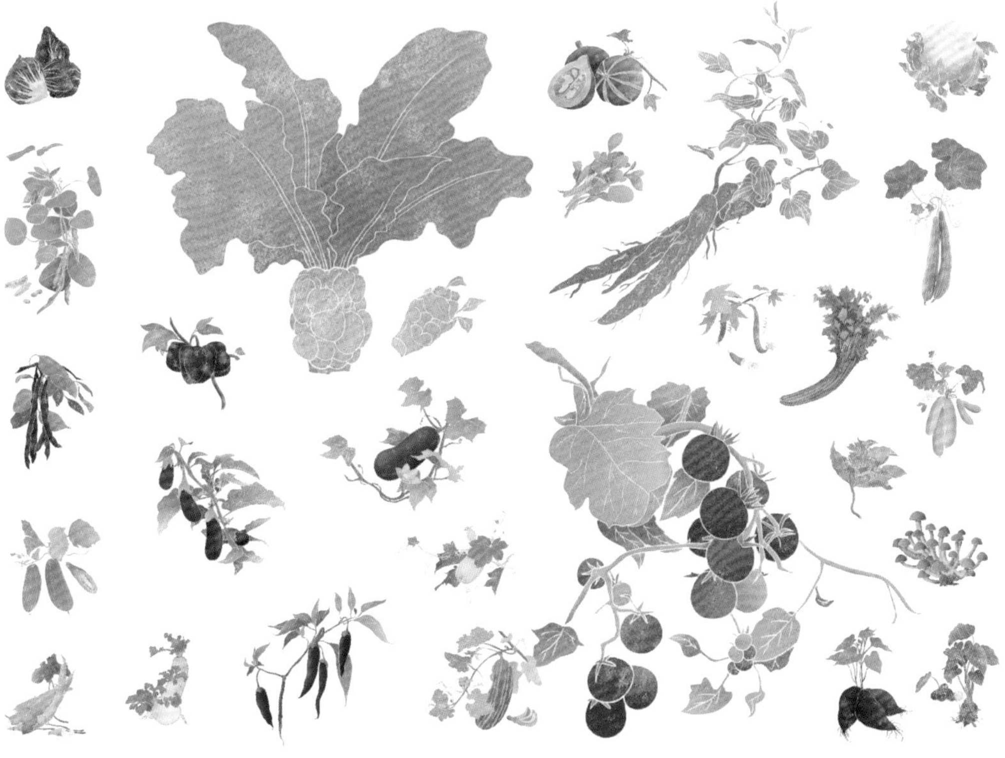

郑州大学出版社

图书在版编目（CIP）数据

二十四节气　极简轻蔬食 / 柯建新等著. — 郑州：郑州大学出版社, 2022.3

ISBN 978-7-5645-8302-6

Ⅰ. ①二… Ⅱ. ①柯… Ⅲ. ①二十四节气-关系-食物养生 Ⅳ. ①R247.1

中国版本图书馆CIP数据核字(2021)第224579号

备案号：豫著许可备字-2022-A-0001

二十四节气 极简轻蔬食

ERSHISI JIEQI JI JIAN QING SHUSHI

策划编辑	郜　毅	封面设计	子鹏语衣
责任编辑	郜　毅	版式设计	梁晓庆
责任校对	成振珂	责任监制	凌　青　李瑞卿

出版发行	郑州大学出版社	地　　址	郑州市大学路40号（450052）
出 版 人	孙保营	网　　址	http: / / www. zzup. cn
经　　销	全国新华书店	发行电话	0371-66966070
印　　刷	中煤（北京）印务有限公司		
开　　本	710mm × 960mm　1/16		
印　　张	14.25	字　　数	190千字
版　　次	2022年3月第1版	印　　次	2022年3月第1次印刷

书　　号	ISBN 978-7-5645-8302-6	定　　价	65.00元

本书如有印装质量问题，请与本社联系调换。

推荐序1

素食健康，节气养生

佛教慈济医疗财团法人执行长　林俊龙

身为心脏内科专科医师，我在美国执业时发现，要预防血管硬化、心绞痛、心肌梗死，需彻底改变生活方式，包括调整饮食、运动、戒烟、戒酒及适度休息。其中，正确的素食饮食形态更是减缓心血管疾病一再复发的主要方法之一。但要说服病人由荤转素很不容易，只能从改变自己入手，这就是我素食生活的起点。素食之后，我发现整个身体变得更轻松，从此以自身为例去鼓励心血管病人素食，果然病人的状况大有改善。

回到台湾慈济医疗志业服务后，我更加积极地推广素食，促进身心健康。近年来，气候异象，天灾频发，选择素食能降低碳排放，减缓地球暖化，是爱护地球的实际行动。

感谢花莲慈济医院的营养科团队，除了为病人及家属设计营养又健康的食谱，为医院同仁用心规划色、香、味俱全的素食三餐，还为社区民众绞尽脑汁地设计应景的蔬食料理，让大家能顺应节气，享受素食的美味与健康。

中医的强项在于养生、调理和预防。花莲慈济医院中医科历史悠久，启业后第五年就成立了，二十五年来已成为阵容坚实的中医部，更发心带动玉里慈济医院与关山慈济医院成立中医门诊，广受乡亲欢迎。

本书由营养理念出发，搭配中医“食疗”观念，呼应二十四个节气，调配简单料理的蔬食，正是读者可以日常在家亲手烹调的养生良方。欣见花莲慈济医院营养科与中医部团队发挥各自专业，携手合作出版此书，造福乡里，乐为之序。

推荐序 2

当季蔬果健康上桌

花莲慈济医学中心院长　林欣荣

适当的饮食是保持身心健康的首要原则。每天有良好的饮食习惯，并食用安全的食材，尤其是符合时令的当季蔬果，新鲜营养，又价钱合理，更能吃得健康。

自古至今，翻阅农历不仅可以看到二十四节气，还有供农民耕作的建议，包括谷物与各类蔬菜的栽种时节等。农民依照节气栽种蔬果，有助于照护与收获。在现行的健康饮食观中，更推崇购买与食用新鲜、在地、当季的蔬果与作物，物美价廉，同时也将环保观念落实到生活中。

农谚有云，“正月葱、二月韭、三月苋、四月蕹、五月匏、六月瓜、七月笋、八月芋、九芥蓝、十芹菜、十一蒜、十二白（指白菜）”，在夏天就是瓜果类蔬菜盛产的季节，南瓜、苦瓜、瓠瓜、冬瓜、丝瓜……而叶菜类蔬菜栽种则常见在秋冬季节。在本院职工餐厅，五月起即可吃到各式瓜果类蔬菜料理，这就是健康饮食的最佳体现。

很感恩本院营养师团队及中医师团队，在照护病人等忙碌的工作之余，积极推动健康素食，结合台湾特色蔬果如香蕉、凤梨、文旦柚、桑葚、洛神花、黄花菜、佛手瓜、龙须菜、蕈菇类等，搭配香椿、芝麻、麻薏、姜黄、红藜麦等养生食材，综合中西式料理形式，让我们从日常中品味食物之美。

因为营养师团队的用心，通过可轻易上手的料理手法，让健康蔬食变简单了，同时还可以看见每样食材的营养成分及每份料理的热量，符合“吃当季，最美味”的饮食观，高纤、低脂、低糖、低盐，也是本书值得推荐的一大特色。

作者序1

迎接大地的蔬果能量，全家调养好体质

花莲慈济医学中心中医部主任　柯建新

记得已故毒物科权威林杰梁医师曾经说过：“能够吃到当令的食物，是一种生活上的感动。”

如何“当令”而且“营养”，相信是许多外食族，或者为小朋友准备便当的妈妈们都非常关心的吧！“营养”由营养师为我们提供卓见，然而，一定非“当令”不可吗？“当令”又是什么？

“当令”指的是当时的节令，用中医的专用术语来说，就是“四时节气”，是老祖宗流传下来的智慧结晶，指的是一年之中的二十四个时节与气候。《黄帝内经·灵枢》中记载：“春生夏长，秋收冬藏，是气之常也，人亦应之。”而西汉司马迁在《史记·太史公自序》中提道：“夫春生夏长，秋收冬藏，此天道之大经也，弗顺则无以为天下纲纪。”人们在不间断的生活实践中逐渐发现，“春天萌生，夏天滋长，秋天收获，冬天储藏”的规律不仅适用于农业的生产过程，适用于植物、动物的生长作息，也影响着我们平日的饮食。

以前农民们顺天应时，依据各个节气的气候特性从事着各种农作。在那个加工品添加物还不发达的年代，人们吃着上天赐予的天然宝贵食物。每种蔬果都有最适合的生长季节（我们称之为“当令蔬果”），在合适的节气里栽种，自然会长得特别好，病虫害也比较少，不需要喷洒太多的农药。加上当令盛产，不仅物美价廉，而且新鲜安全，可说是好处多多！而非当令蔬果在不适合生长的季节里，通常体质较弱容易受病虫害侵袭，需要使用较多的农药保护，加上产量少，售价也会比较高。仔细想想，花大钱又吃下农药含量高的蔬果影响健康，实在不值得！

如炎炎盛夏，大约在每年暑假期间，大家知道适合吃什么样的季节农作物吗？当令盛产的苦瓜、丝瓜、小黄瓜、冬瓜等各种可以消解暑热的瓜类可说是首选，根据中医理论，瓜类多半属于寒、凉性食物，有清热泻火的作用，其中花莲盛产的西瓜味甘、性寒，具有解暑清热、生津止渴、利尿之效果，被中医称为“天生白虎汤”。有趣的是，炎夏季节却盛产寒凉食材，岂不是上天的一个绝妙安排？当然要好好利用一番！书中有更多有趣的当令食材料理，大家不妨一试！

本书的完成，除了感谢刘诗玉主任所率领的营养科团队之外，更要感谢中医部中医妇科吴欣洁主任的策划统筹，陈怡真、吴佩颖、沈炫枢、唐汉维四位主治医师的分工合作，中医部尤瀚华医师、陈中奎医师、卢昱竹医师、陈家凡医师、张霭馨医师、王国峰医师、邹牧帆医师、宋宜芳医师、邱少君医师、赖奇吟医师、龚彦纶医师、李至轩医师、林俞萱医师等多位同仁的鼎力相助，期待大家借由本书专业的介绍，让当令好菜轻松上桌免烦恼！

作者序2

顺应节气来养生，掌握健康好能量

花莲慈济医学中心营养科主任　刘诗玉

中国的“二十四节气”在2016年11月30日被正式列入联合国教科文组织人类非物质文化遗产代表作名录。二十四节气是我国古代历法的独特创造，归纳着中国传统农业时事和生活起居的老祖宗智慧，故至今仍常为各地务农者所应用。而节气更与我们的民族节俗相互依存，如夏至与端午节、秋分与中秋节等，它早已融入亚洲民族文化的情感枢纽。

二十四节气原是反映黄河流域气候变化与农作物的关系，但现今随着温室效应而地球变暖日趋严重，季节与气候的偏差变大，四季愈来愈不明显了。但是无论气候如何变迁，我们仍然无法完全脱离“靠天吃饭”。因为，各地务农者依照长期积累的经验，知道在什么节气该地会呈现何种气候，适时进行何种农事，作物的质量和丰收就更有保障。而且“吃当令、吃在地”已成为现代顺应时节来调整体质的生活哲学。希望大家在读了这本食谱书后，能深深体会人体应该根据二十四节气的变化来调整自己的生活规律表，顺着季节吃当季盛产的蔬果作物，以更好地获得自然能量。

本书作者是多位在医院工作多年的专业医疗人员，有中医师、营养师和厨师的合作，从中、西医理论多元角度来探讨节气养生之道，内容按照二十四节气分类，仔细剖析了每个节气相关的中医养生经和营养搭配。在这个时节，可以品尝什么当令蔬果呢？书中精辟地解说每个节气符合自然时序的蔬果食材，通过食疗食谱实现节气时的养生需要；而食谱设计以简朴营养的素食为理念，以蔬果为主加上两三样食材，烹调不必大费周章，让读者在短短几分钟之内完成一道日常家庭营养养生的节气饮食料理。

书中营养师教导读者认识大自然孕育出的当令蔬果。新鲜又天然的本土蔬食因为养分充足，不必催熟速成，跟着节气变化安心食用，也不需要去吃价格昂贵或从国外进口的蔬果，因为价格愈贵的蔬果，愈有可能不是当季直产，而且进口的蔬果常常都要经过防腐化学处理。

当我们对当令、当地蔬果食物认知越多，便越能掌握更健康的饮食自主权。现在让我们跟着书中营养食谱，一起学习顺应节气养生，来享用天然蔬果所创造的营养素食餐桌，让身心健康满点。

Contents 目录

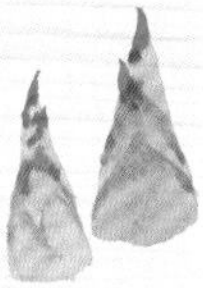

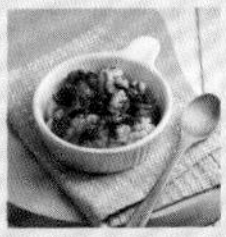 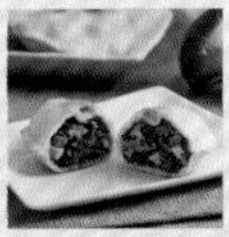 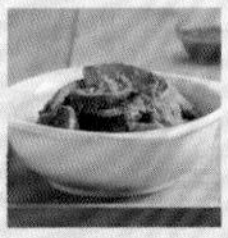

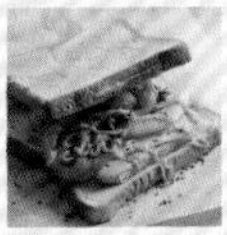 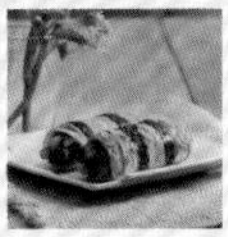 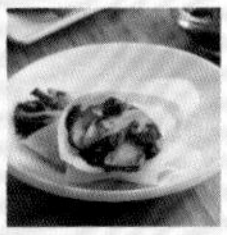

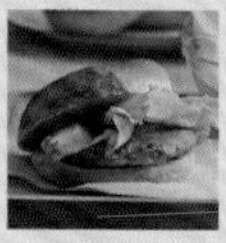
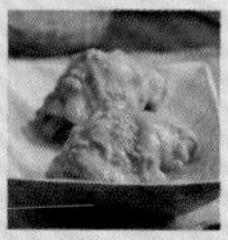
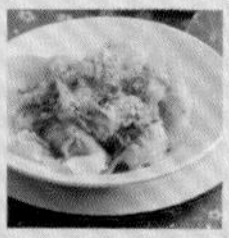

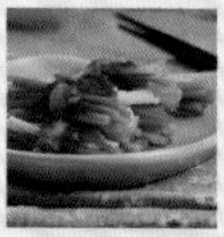
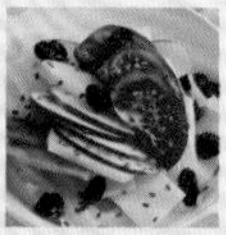
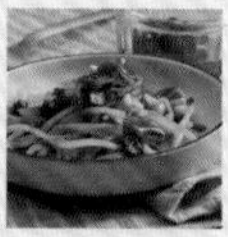

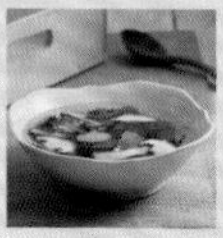
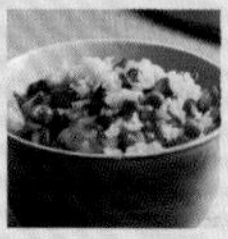
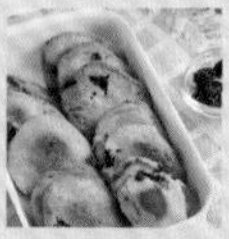

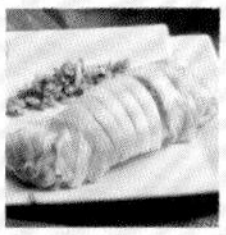
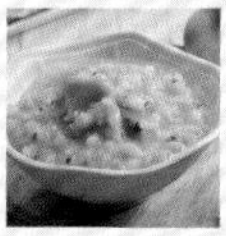
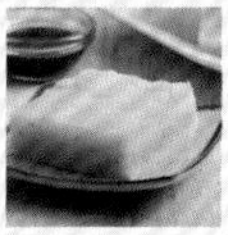

夏季是万物生长繁盛的季节，作息应作适量的户外活动，心情保持愉悦少生气，饮水补充流失的水分。利用清晨或傍晚适度运动流汗，能促进新陈代谢，排出体内代谢的废物和暑气。

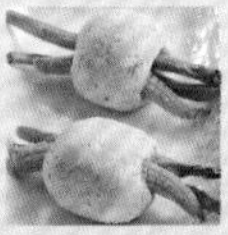
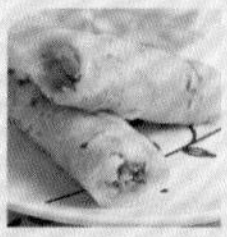
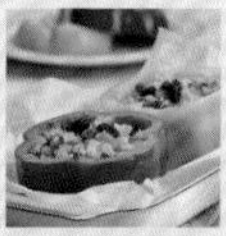

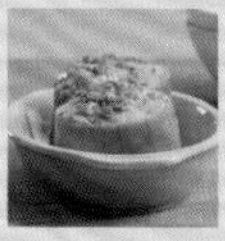
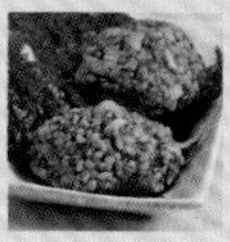
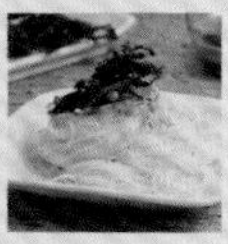

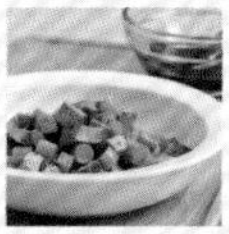
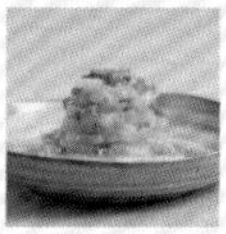
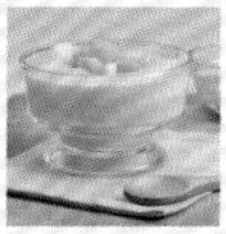

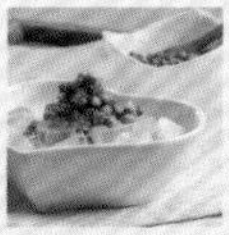
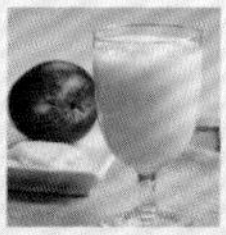
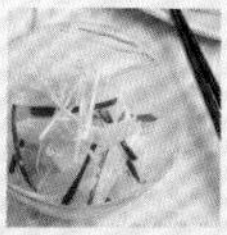

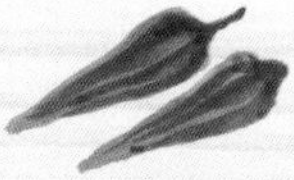

秋季从生意盎然转变为落叶萧瑟，早睡早起可以保持神志的安宁，以缓和秋天肃杀气氛对人体的影响。秋季的饮食应该要“收敛肺气”，不适合吃太多辛辣、容易发散的食材，要吃酸味的蔬果帮助收敛肺气，或多吃养阴生津的食物，以缓解秋燥。

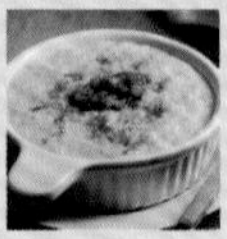
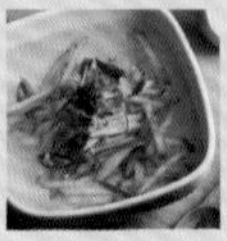
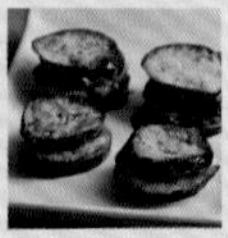

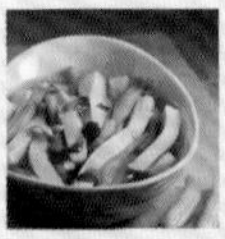
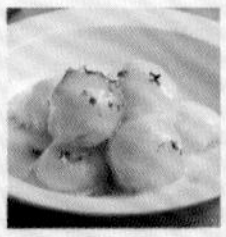
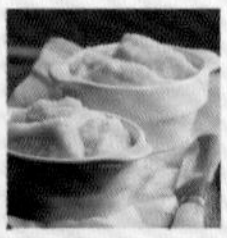

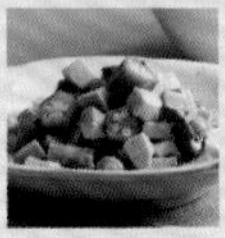
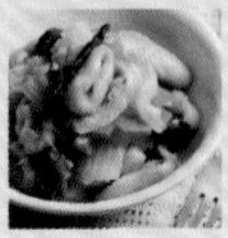
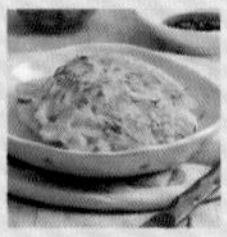

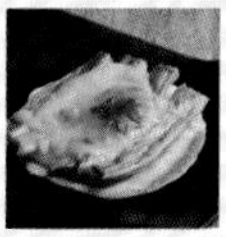
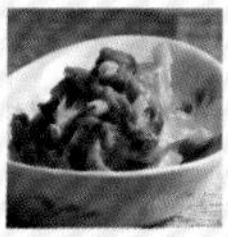
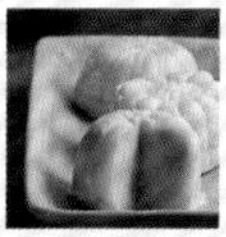

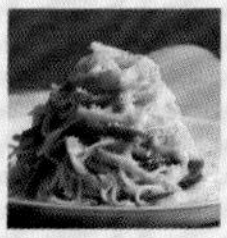
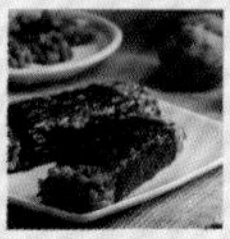
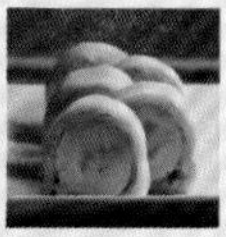

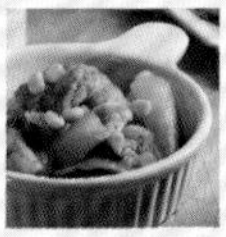
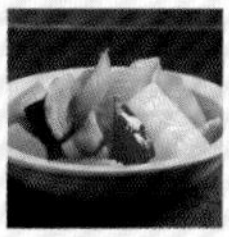
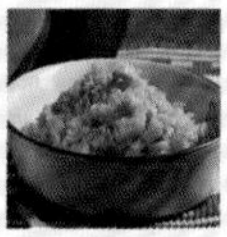

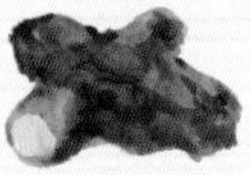

冬天宜早睡晚起，确保充足睡眠，让体内的阳气得以潜藏，才能以更好的状态迎接新的一年。冬令进补仍以适当为原则，过与不及都不符合自然的规律，多听些喜欢的音乐、适当运动，让身心处于健康平稳的状态，就能平安地度过冬天。

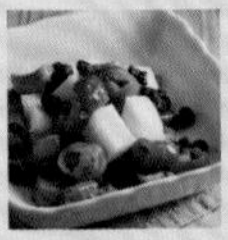 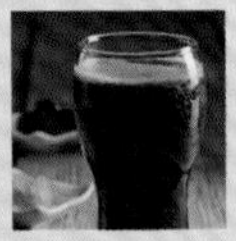 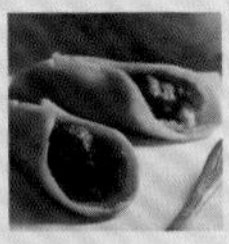

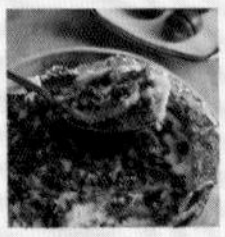 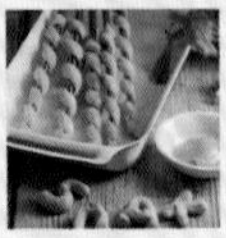 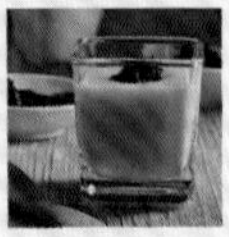

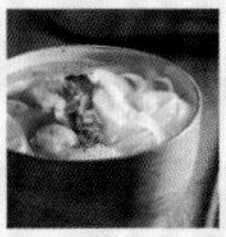
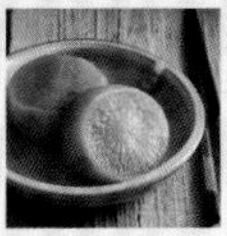
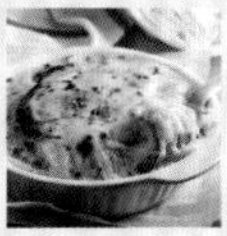

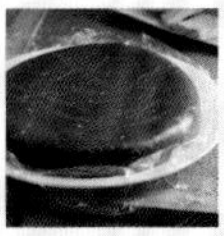
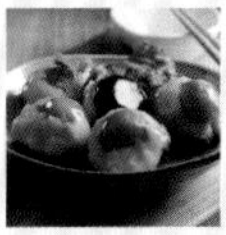
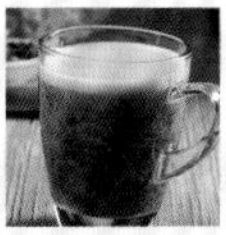

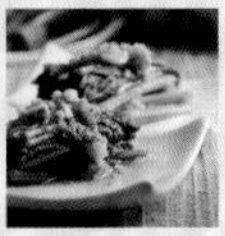
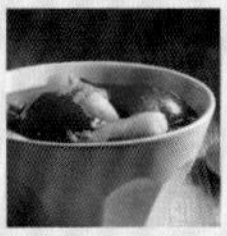
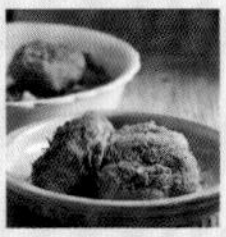

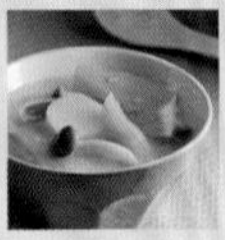
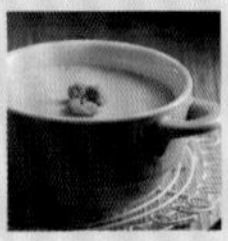
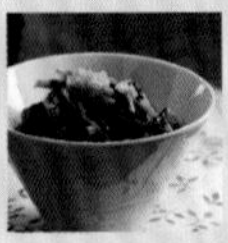

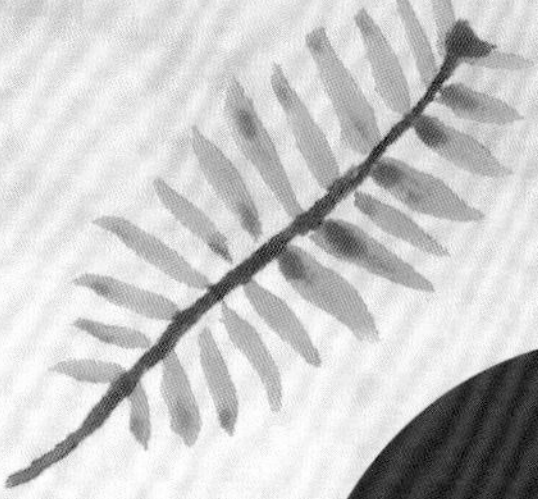

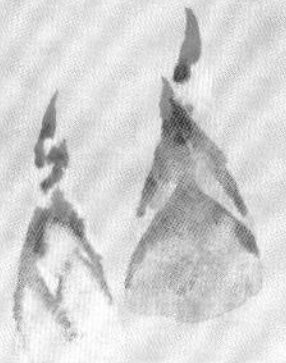

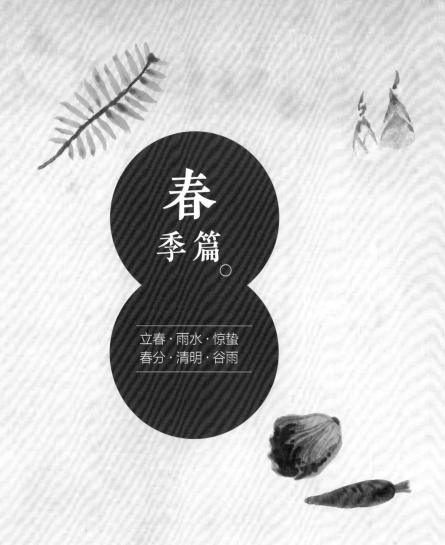

春季篇。

立春 · 雨水 · 惊蛰
春分 · 清明 · 谷雨

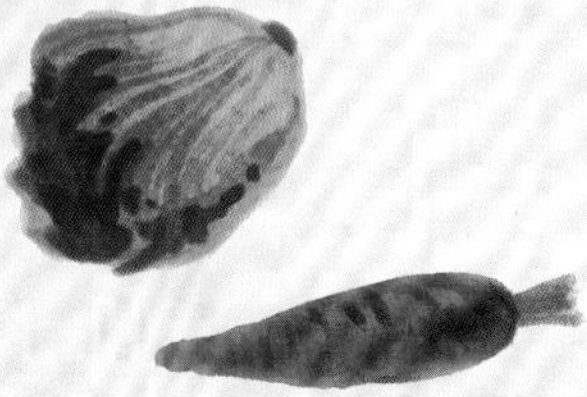

节气食材

立春	花椰菜	杏鲍菇	花生
雨水	春菜	油菜花	豆干
惊蛰	胡萝卜	生菜	豆腐
春分	香菜	春笋	黄豆芽
清明	菠菜	蘑菇	桑葚
谷雨	香椿芽	薏米	佛手瓜

春季总论

人与万物同存天地之中，天地的变化无时无刻不影响着人与万物。春生、夏长、秋收、冬藏是一年季节变化的缩影，因此春季是万物萌生、欣欣向荣的季节。凛冽的寒冬之后，所有生物就像种子一般，准备萌发，但是萌发需要能量，适时增加饮食营养和应时食物，对于身体是大有裨益的。

古书云：“当春之时，食味宜减酸益甘，以养脾气。饭酒不可过多，米面团饼不可多食，致伤脾胃，难以消化。”春天五行属木，对应脏腑为肝，肝主疏泄，因此春季养生主为肝能够顺利疏泄，养分的补足固然重要，但是过多的饮食反会阻碍脾胃的代谢，因此才说饭酒、米面团饼不可过多，以防干扰身体气机的通畅。

春季的饮食宜选用清淡温和、扶助正气、补益元气、养益脾胃的食物。从立春到谷雨，每个节气都有适合的当季食材，多摄取这些春季当令食物，除了可以补充所需的养分之外，还可以让身体没有负担地应对气候的变化。

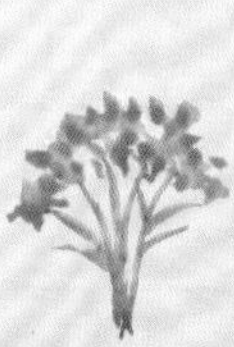

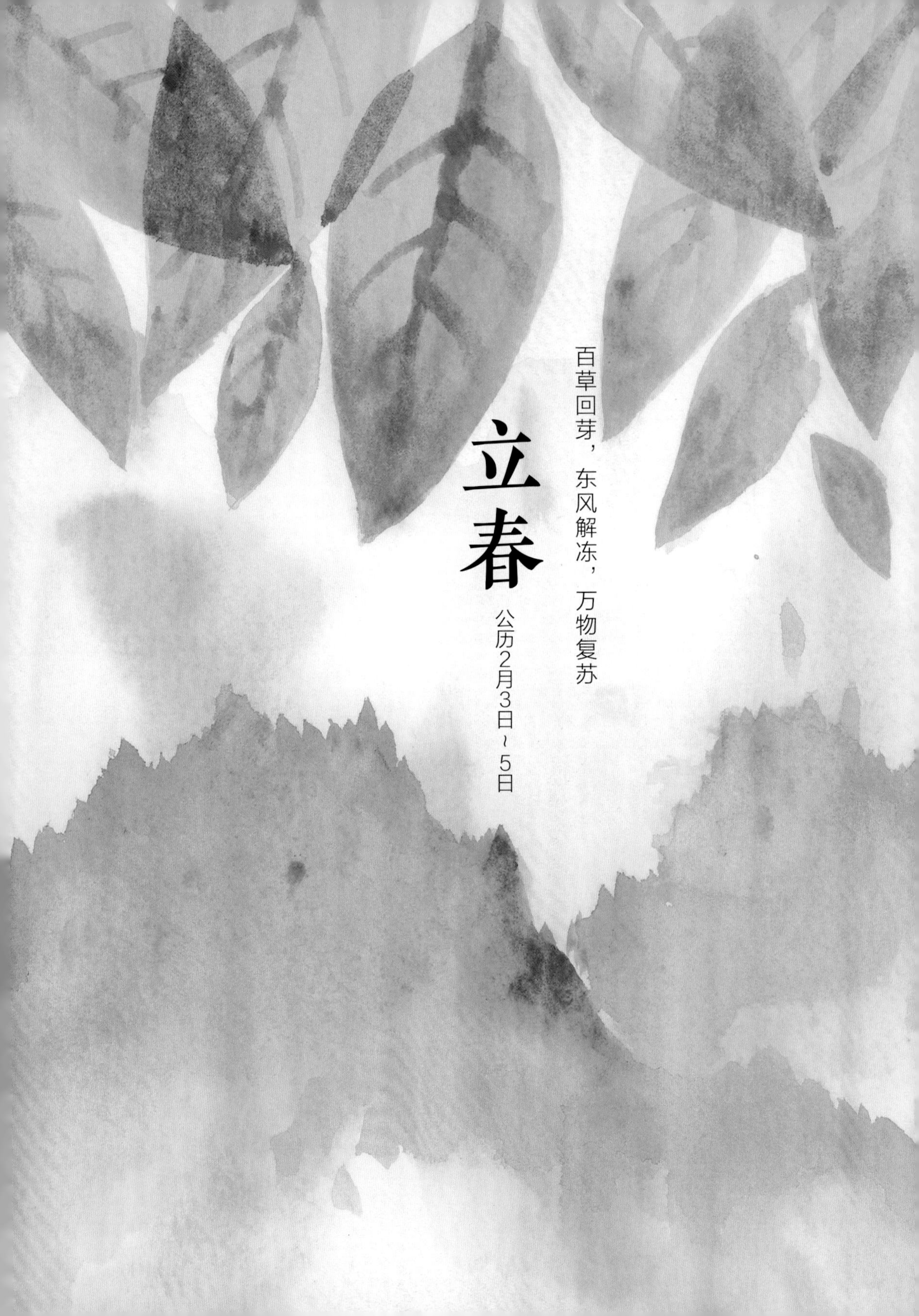

立春

百草回芽，东风解冻，万物复苏

公历2月3日~5日

立春是二十四节气中的第一个节气，所谓“立春为启，立冬为开”，代表一年之初始于立春，大地开始回暖，万物生机蓬勃。南方亚热带地区气温回升，水汽丰沛，正是适合春耕的时节。

农民更会依据立春的天气来预测这一年农作物的收成，“立春天气晴，百物好收成”，意即立春当日若是晴天，便是一整年丰收的好兆头。由此可见立春对于农业的重要意义。

《黄帝内经》中提道：“春三月，此谓发陈，天地俱生，万物以荣。”意指春天气候转暖和，天地间阳气升发，万物生长之际。中医认为“春应在肝”，此时养生应以“肝气升发舒畅得宜”为要务。

春季养生，首重养肝，而青色入肝经。春天饮食宜多吃绿色食物，例如花椰菜、芹菜、菠菜等。此外，配合当季食材如杏鲍菇、花生等辛温甘润之物，可滋补阳气、养肝及脾胃。整体而言，立春饮食宜清淡，少吃过于辛辣的食物，以及油炸、烧烤的食物。

中医师推荐养生食材

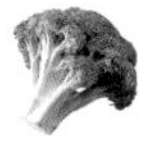

☐ 花椰菜：味甘，性平。生食易胀气。易腹泻、腹胀、脾胃虚寒者不宜多食，建议烹煮后温热食用。

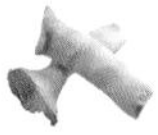

☐ 菇类：属于高嘌呤的食物，尿酸高或痛风患者建议限制或分量使用。

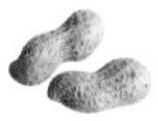

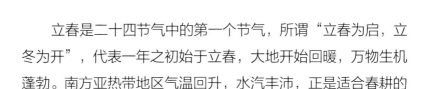

☐ 花生：炒熟性温，补益脾胃气。但花生易受潮氧化变质，产生黄曲霉素而有致癌的风险，建议食用当季盛产的新鲜花生。

立春 ❶ 花椰菜

公历2月3日~5日 · 百草回芽，东风解冻，万物复苏

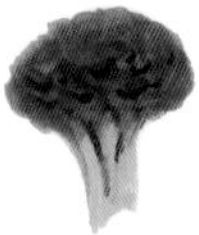

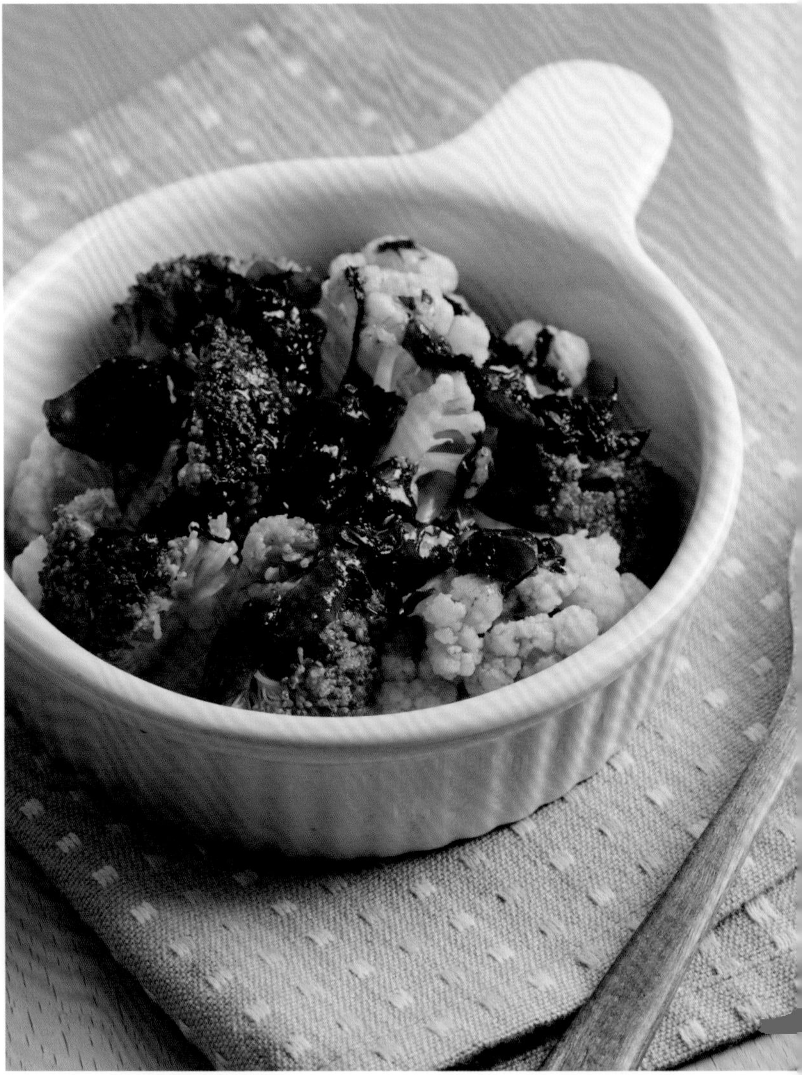

花椰菜

超级食物之一的花椰菜，每 100 克热量仅 23 大卡，维生素 B 族含量中上，维生素 C 有 75 毫克。含有丰富的抗氧化多酚及硫苷，宣称是抗癌蔬菜之一。花椰菜是十字花科蔬菜，须煮熟享用，烹煮过程可破坏致甲状腺肿素。

梅烤双花

准备时间 / 5 min
烹调时间 / 18 min

材料

白花菜 100 g
西蓝花 100 g
紫苏梅果肉 30 g

调味料

紫苏梅汁 20 mL
酱油膏 10 g
砂糖 10 g

做法

1 白花菜、西蓝花洗净，放入滚水汆烫3 min后，捞起，摆盘，备用。
2 紫苏梅果肉切碎，放入容器中，加入紫苏梅汁、酱油膏、砂糖拌匀。
3 将做法2淋在混合花椰菜上面，外面包上一层铝箔纸，移入烤箱以200 ℃烤约15 min，即可取出食用。

〔营养成分分析〕

每 1 份量 100 g，本食谱含 2 份。

热量（kcal）	148	脂肪（g）	0.3	反式脂肪（g）	0	糖（g）	10
蛋白质（g）	3.8	饱和脂肪（g）	0	碳水化合物（g）	40	钠（mg）	683

〔营养师叮咛〕

立春节气，春回大地，乍暖还寒，饮食中的调理更显重要，多吃当令蔬菜是养生的基本，花椰菜含较多的植物蛋白及植物性化学成分，可抗氧化而使癌细胞不易形成。

〔主厨叮咛〕

烤花椰菜时，可先在上面包覆一层铝箔纸，除了可以保留蔬菜水分之外，还可避免表面烤焦而产生致癌物。

立春 ❷ 杏鲍菇

公历2月3日~5日 · 百草回芽，东风解冻，万物复苏

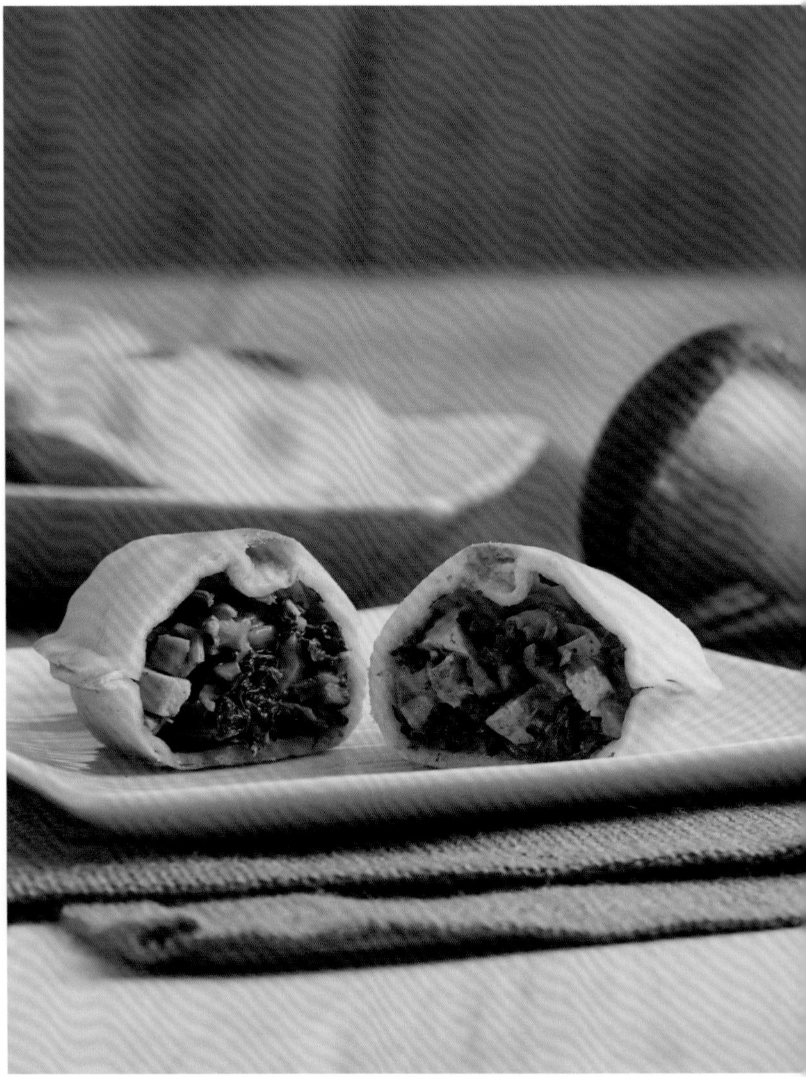

杏鲍菇

杏鲍菇具有鲜味，很适合素食烹调，由于纤维较长，年长者食用前，建议横切或切细较适合。杏鲍菇如果短时间吃不完，也可以切片自然风干，做成自制干燥蔬菜，煮汤还是一样好吃，很适合作为备用菜哦！

杏鲍菇雪菜宝盒

准备时间 / 20 min
烹调时间 / 30 min

材料

面皮:
中筋面粉 100 g
热水 35 mL
冷水 20 mL

内馅:
家常雪菜 100 g
杏鲍菇 100 g
豆干 70 g

调味料

姜 5 g
胡椒粉少许
油 2 g
盐 2 g

做法

1 取中筋面粉放入容器中，一边搅动一边倒入热水，待冷却后，加入冷水用手揉均匀至表面呈光滑状，静置10 min，备用。

2 杏鲍菇、豆干切丁；家常雪菜洗净，切末；姜切末。

3 取锅倒入少许油烧热，放入姜末爆香，加入雪菜、杏鲍菇、豆干丁拌炒均匀，加入调味料拌匀，即成馅料。

4 将做法1面团均分5等分，用擀面棍擀成圆片状，即成面饼皮。

5 取一张面饼皮，中间放入适量的馅料，将面饼皮对折，并把边缘压紧，即为宝盒，依序全部完成。

6 取干净的平底锅，擦上薄油之后，放入做好的宝盒烘至熟（也可放入烤箱，约烤10 min），即可取出食用。

〔营养成分分析〕

每 1 份量 80 g，本食谱含 5 份。

热量（kcal）	113	脂肪（g）	2.3	反式脂肪（g）	0	糖（g）	0
蛋白质（g）	5.6	饱和脂肪（g）	0.3	碳水化合物（g）	18.1	钠（mg）	505.6

〔营养师叮咛〕

杏鲍菇原生长于欧洲地中海区域、中东和北非等地，富含钙、镁、铜及必需氨基酸。它是一种高纤、低脂、低热量的蔬菜，可以帮助排便，也是控制体重的好帮手！

〔主厨叮咛〕

1 馅料中可加入红辣椒同炒，更添风味。

2 面团要充分静置才能顺利擀开。

3 家常雪菜DIY：取新鲜雪菜130 g加入盐5 g，充分搓揉之后，静置一夜，将水分挤出即成。

立春 ③ 花生

公历2月3日~5日·百草回芽，东风解冻，万物复苏

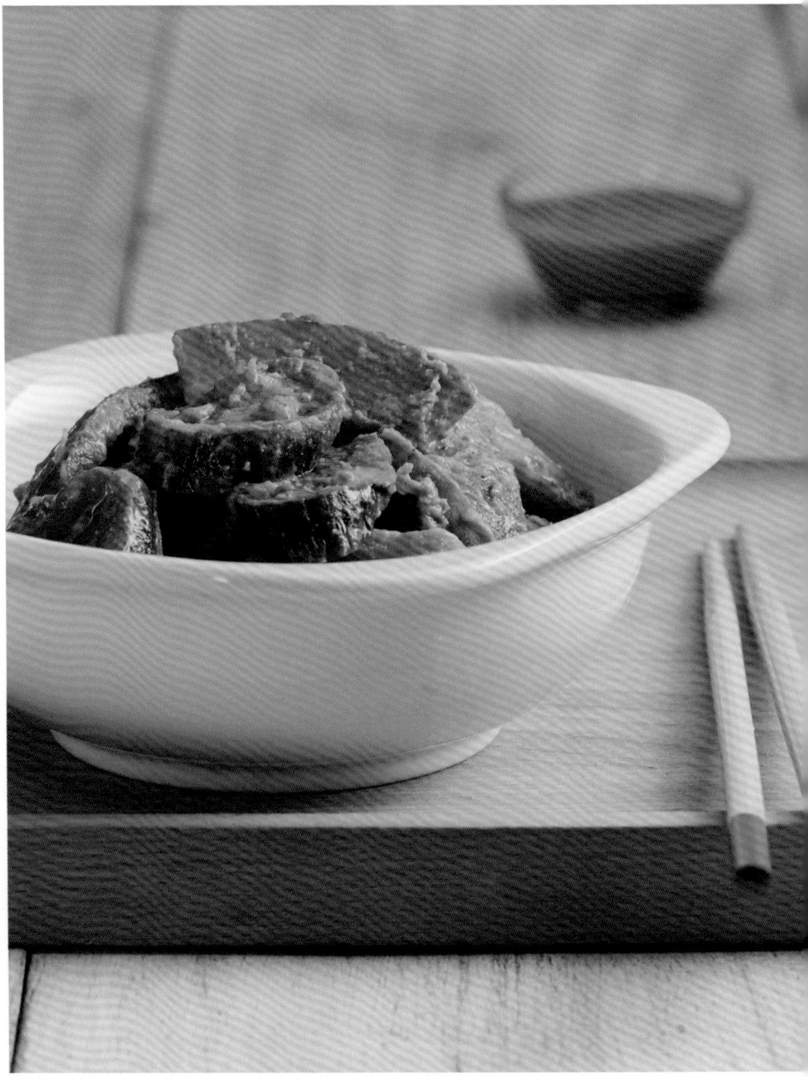

花生

花生是让人充满活力的食物，高热量、富含矿物质锌与铁，每 100 克约有 558 大卡，脂肪含量高达 50%、蛋白质有 30%，但是需注意的是每摄取 100 克花生会摄入 10 克的饱和脂肪，一天的建议摄取份量是 10 颗。

花生咖喱香蔬

准备时间 / 5 min
烹调时间 / 15 min

材料

南瓜 200 g
番茄 70 g
青椒 65 g
花生油 5 g
茄子 65 g

调味料

综合香料咖喱粉 10 g
甜花生酱 20 g
盐 3 g

做法

1 南瓜洗净，去皮，切成0.5 cm薄片；青椒洗净，切成片状；茄子、番茄洗净，切成滚刀块。

2 取炒锅转小火，倒入花生油加热，放入咖喱粉拌炒至有香气出现后，加入甜花生酱拌炒至飘香。

3 加入南瓜、茄子，转中火拌炒（视情况加入热水约300 mL），至南瓜呈现透明状态。

4 放入番茄、青椒，转大火拌炒，至咖喱汤汁呈现稠状，加入盐调味，即成。

〔营养成分分析〕

每 1 份量 80 g，本食谱含 4 份。

热量（kcal）	86.32	脂肪（g）	4.20	反式脂肪（g）	0	糖（g）	0.36
蛋白质（g）	2.89	饱和脂肪（g）	0.02	碳水化合物（g）	11.39	钠（mg）	224.2

〔营养师叮咛〕

花生相比于其他坚果类含饱和脂肪较高，建议一天食用份量约10颗。潮湿闷热的天气容易滋生霉菌，产生黄曲霉素，开封后的花生应放入冰箱保存。花生含有精氨酸，咖喱香料对消化道蠕动有帮助，很适合忧郁沮丧时享用。

〔主厨叮咛〕

花生受热度大约160 ℃就会焦掉，因此加入花生酱拌炒必须以小火慢煮；烹调时间不要过长。

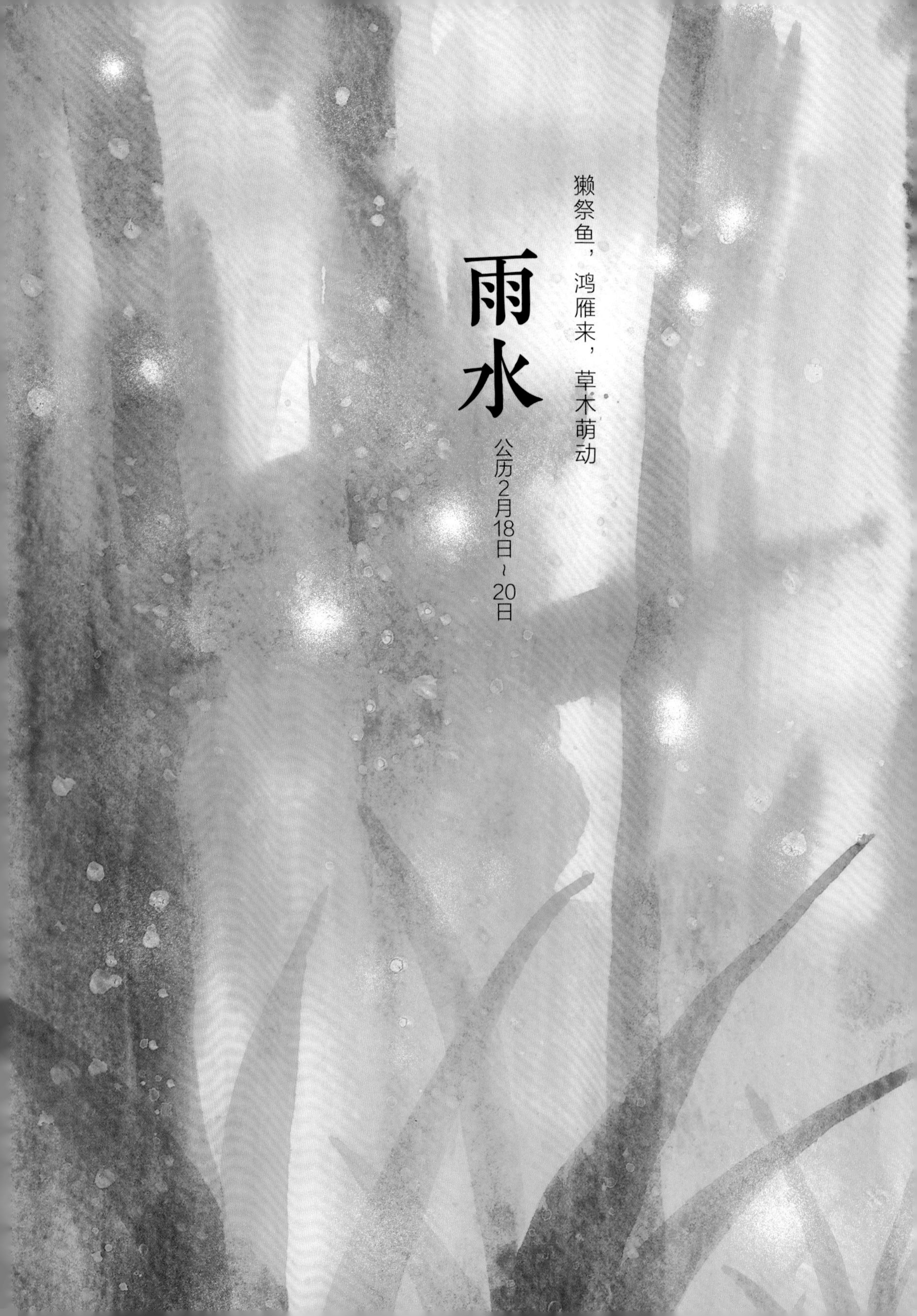

雨水

獭祭鱼，鸿雁来，草木萌动

公历2月18日~20日

雨水是二十四节气中的第二个节气，此时仍在初春尚未回温，但雨水时节会带来充沛的雨水，农夫开始播种，大地上的绿色幼苗随风摇曳，是万物生长的好时机。俗谚云，“雨水连绵是丰年，农夫不用力耕田”，因为稻苗最需要雨水来灌溉，若雨水当日能下雨，代表今年农作物收成必定大丰收。

中医认为，肝属木，与春相应，此时养肝事半功倍。而五色中青色入肝经，此节气继续多吃绿色食物，如春菜、油菜花等，能有益肝气，升发舒泄得宜。此外雨水时节也带来了湿气，容易让人觉得慵懒、全身肌肉沉重无力，多吃深绿色的蔬菜有益畅通肝经，帮助阳气输布。而豆制品如豆腐、豆干等能补益肝气、养护脾胃。整体而言，雨水节气饮食宜清淡，忌油腻、生冷及刺激性食物。在季节交替的此时节将脾胃顾好，会使一整年的生活元气满满。

中医师推荐养生食材

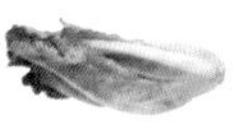

- □ 春菜：性凉，味甘微苦，生食易腹泻，腹胀、脾胃虚者不宜多食，建议烹煮时可加姜片，去除寒气后食用。

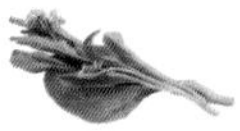

- □ 油菜花：性凉，味甘。含钾量高，建议血钾高或限钾饮食者汆烫后再食用，以减少钾的摄取。

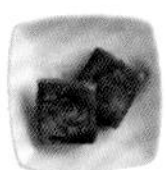

- □ 豆类制品（如豆腐、豆干等）：食用过量豆类制品较易胀气，脾胃虚者不宜多食。

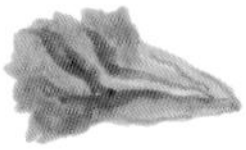

雨水 ❶ 春菜

公历2月18日~20日 · 獭祭鱼，鸿雁来，草木萌动

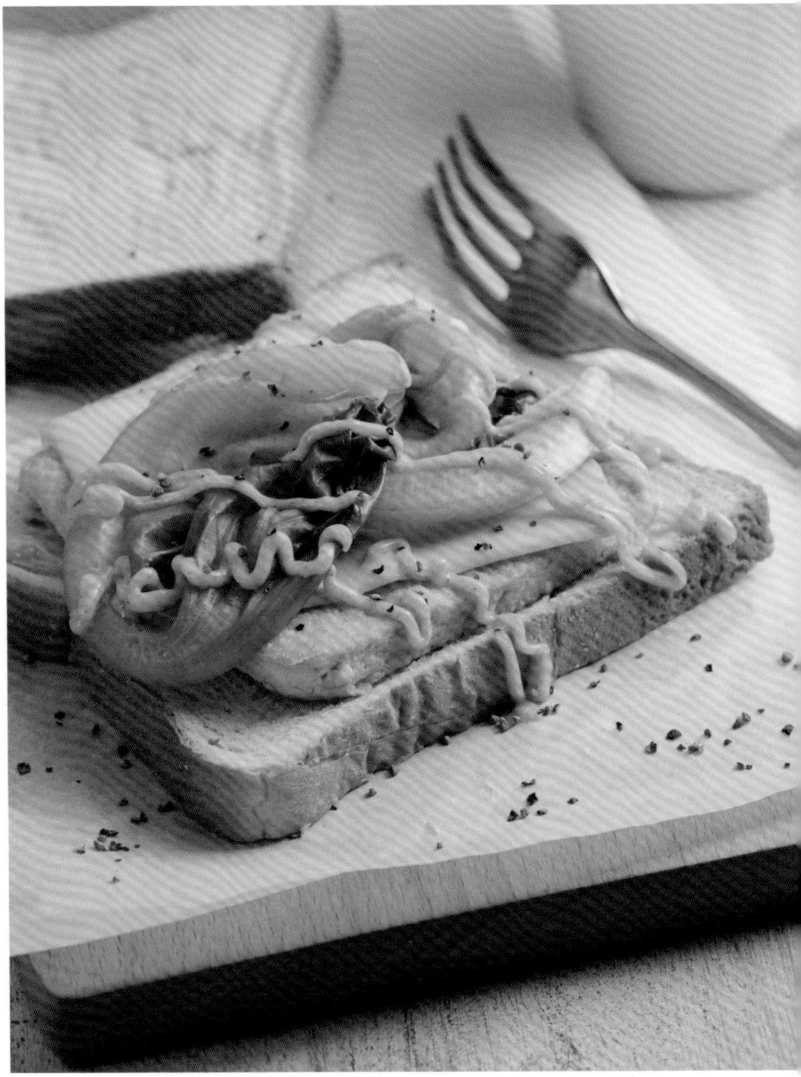

春菜

每100克含热量13大卡，经汆烫后口感脆，简单调味就很好吃，且热量低，非常适合减重者食用。就维生素而言，春菜较其他蔬菜表现平凡，但比其他蔬菜含铁量更高，很适合成长发育中想控制体重的少女们。

春菜豆腐三明治

准备时间 / 2 min
烹调时间 / 5 min

材料

植物吐司 2 片
植物芝士片 1 片
板豆腐 100 g
春菜 80 g
海苔片 1 片
面粉 5 g
芥花油 2.5 g

调味料

植物沙拉酱 5 g
黄芥末酱 5 g
酱油膏 1 g
盐 0.5 g

做法

1 黄芥末酱、植物沙拉酱放入容器中拌匀，即成黄芥末沙拉酱，备用。
2 春菜洗净，切大片状，放入滚水中快速汆烫至熟，加酱油膏调味。
3 板豆腐横剖成两片（约为吐司厚度），撒上盐，拍上少许面粉，以芥花油热锅煎至金黄色。
4 吐司稍微烤柔软，依序放上植物芝士片、板豆腐、春菜，加上黄芥末沙拉酱、海苔片，盖上吐司，即成。

〔营养成分分析〕

每 1 份量 290 g，本食谱含 1 份。

热量（kcal）	430.6	脂肪（g）	18.2	反式脂肪（g）	0	糖（g）	3.20
蛋白质（g）	20.64	饱和脂肪（g）	2.56	碳水化合物（g）	49.47	钠（mg）	1062

〔营养师叮咛〕

春菜口感清脆、无特殊味道，老人小孩的接受度高。容易入口并摄取到膳食纤维、维生素B族。而本菜单使用了芝士、豆腐、海苔，可以增加钙质的含量，很适合食欲不佳的老人与小孩食用，食用时可切成1/4块。

〔主厨叮咛〕

烫熟的春菜记得沥干水分，避免吐司湿掉。可享受到春菜的清脆、豆腐和芝士产生味觉交错的有趣口感。

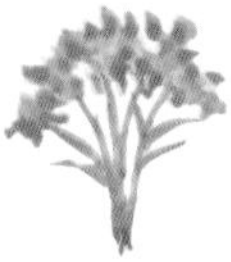

雨水

公历2月18日~20日・獭祭鱼，鸿雁来，草木萌动

② 油菜花

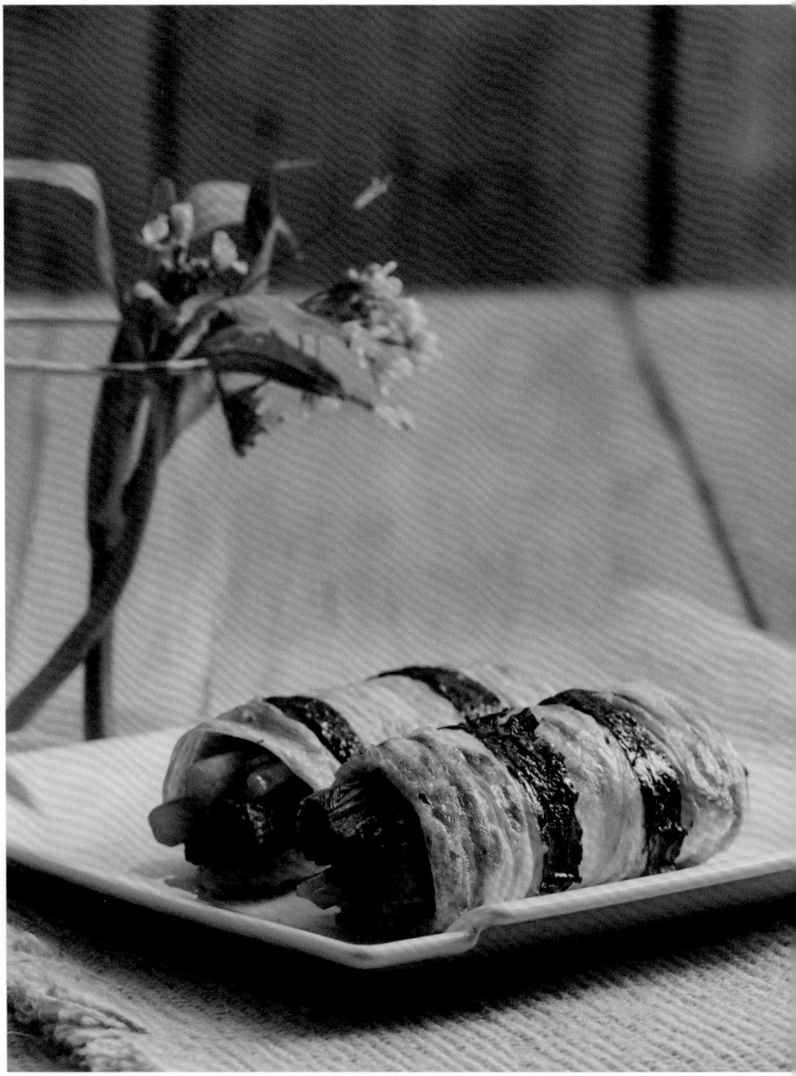

油菜花

油菜花含有许多身体必需的营养成分，如 β－胡萝卜素、维生素 B、维生素 C、钙质、铁质、膳食纤维、钾等，营养丰富均衡，可提高免疫力、消除疲劳、改善肌肤问题，亦有美白、促进胶原蛋白生成等功效。

油菜豆包海苔卷

准备时间 / 10 min
烹调时间 / 15 min

材料

油菜花 400 g
湿豆腐皮 80 g
海苔片 2 片（约 0.4 g）

调味料

橄榄油 5 g
盐 1 g
香菇粉 4 g

做法

1 油菜花洗净，切长段，放入热油锅拌炒，加入盐及香菇粉调味，盛盘备用；海苔切丝，备用。

2 将平底锅倒入橄榄油以小火加热，放入湿豆腐皮煎至金黄色。

3 取适量的油菜花包入煎好的豆腐皮内，卷起来，最后贴上海苔丝，即可食用。

〔营养成分分析〕

每 1 份量 100 g，本食谱含 4 份。

热量（kcal）	59	脂肪（g）	3	反式脂肪（g）	0	糖（g）	0
蛋白质（g）	5.3	饱和脂肪（g）	0	碳水化合物（g）	0	钠（mg）	450

〔营养师叮咛〕

油菜花含有维生素B、维生素C、β-胡萝卜素、钾、钙等多种营养成分，可消除疲劳、提高免疫力，适合春天来临时食用，以预防天气转变时易发的感冒。

〔主厨叮咛〕

因市售海苔多已有调味，所以拌炒油菜花时，不需要添加过多的调味料。

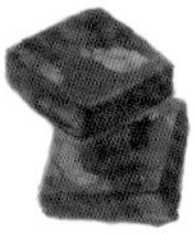

雨水 ③ 豆干

公历2月18日~20日·獭祭鱼，鸿雁来，草木萌动

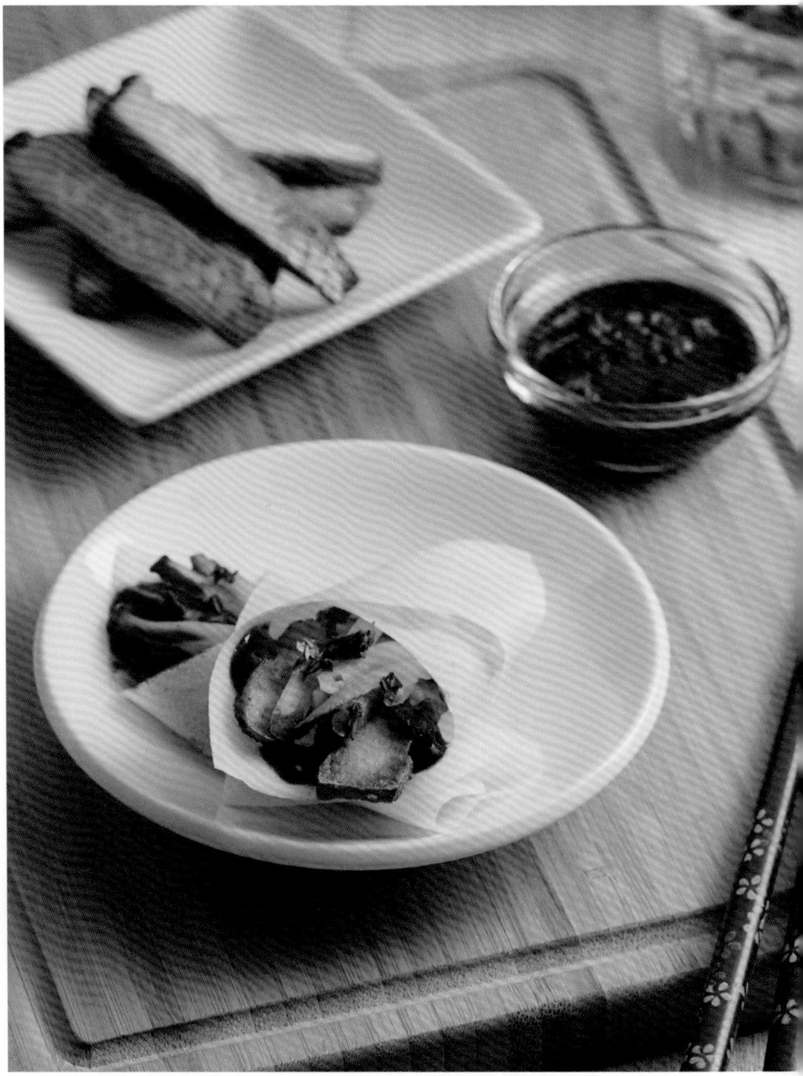

豆干

黄豆加工制品是素食者摄取蛋白质与钙质的优质来源，每 100 克豆干约含 18 克蛋白质与 270 ~ 290 毫克钙，然而保存不易，所以要挑选保存期限、标示与检验合格的商家，避免买到含有违法添加物的产品。

香椿酱夹饼

准备时间 / 20 min
烹调时间 / 25 min

材料

小黄瓜 30 g
小方豆干 30 g
春卷皮 1 ~ 2 小张
色拉油 5 g

调味料

甜面酱 10 g
香椿酱少许（依照个人口味添加）

做法

1 将小黄瓜洗净，放入滚水略汆烫后，切成5 cm粗条，放凉，备用。

2 小方豆干洗净，切片状，再用色拉油将豆干两面煎香，备用。

3 取一张春卷皮抹上甜面酱、香椿酱，再放入黄瓜条、煎香豆干片，折成手卷状即成。

〔营养成分分析〕

每 1 份量 100 g，本食谱含 1 份。

热量（kcal）	208	脂肪（g）	8	反式脂肪（g）	0	糖（g）	5
蛋白质（g）	9	饱和脂肪（g）	0	碳水化合物（g）	25	钠（mg）	308

〔营养师叮咛〕

春天养生饮食宜清淡，豆制品是优质蛋白质来源，搭配香椿富含维生素E与特殊浓郁香气，是适合素食者的抗衰老食材，春天摄取可养阳气，使身心飞扬。

〔主厨叮咛〕

1 豆干以少油煎至金黄，可增加香气及风味。

2 简易甜面酱 DIY：取味噌、糖及酱油，添加适量开水煮匀即可。

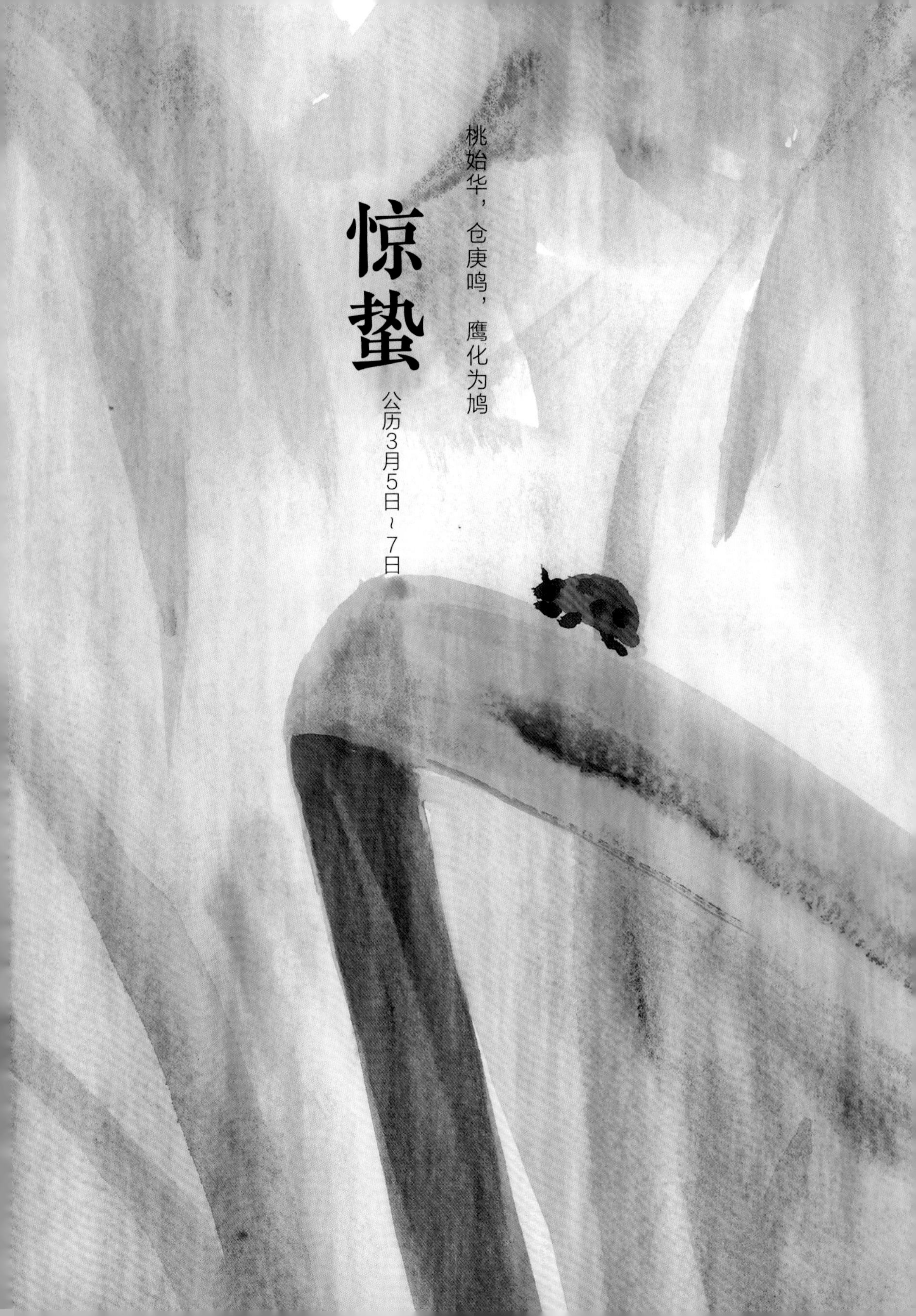

惊蛰

公历3月5日~7日

桃始华，仓庚鸣，鹰化为鸠

“惊蛰”是二十四节气中第三个节气，“惊蛰”是指春天来到，春雷初响，万物萌生，蛰伏的动物因雷响而恢复生机。人体也与自然界相同，于“惊蛰”时，人体肝阳之气渐升，养生应顺应阳气的升发特点，使精气神如春日一样生机蓬勃。

饮食上，惊蛰时节饮食起居应该顺应肝的特性，助益脾胃之气，令五脏和平。此时宜多吃富含植物性蛋白质、维生素的清淡食物，如胡萝卜、生菜、豆腐、蜂蜜、银耳、芝麻、糯米、山药、莲子等，并且少吃燥烈辛辣和动物脂肪类食物。

胡萝卜味甘、性平，《本草纲目》提到它能“下气补中，利胸膈肠胃，安五脏，令人健食，有益无损”。另外此时节常可吃到的生菜，味属甘苦、性质微寒，《随息居饮食谱》提到生菜“利便，消食”。而常见的豆腐味甘、性凉，《随息居饮食谱》提到豆腐特质为“清热、润燥、生津、解毒、补中、宽肠、降浊”，意指它能补中焦和胃气，助益脾气；消食、宽肠则畅通腑气，帮助排便，是春季有益于肠胃的饮食。

中医师推荐养生食材

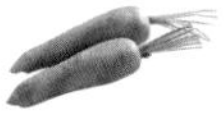

□ 胡萝卜：味甘，性平。生者偏凉，脾胃虚寒者不宜生食。

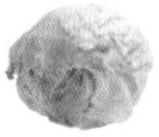

□ 生菜：味苦甘，性凉。建议虚寒、脾胃虚弱及产妇吃时加生姜。生菜富含草酸，与钙易结合成草钙酸，肾结石及泌尿系统患者少食。

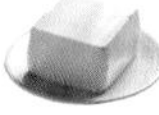

□ 豆腐：性偏寒。胃寒者、易腹泻、腹胀与脾虚者不宜多食，建议烹煮后温热食用。

惊蛰

公历3月5日~7日·桃始华，仓庚鸣，鹰化为鸠

❶ 胡萝卜

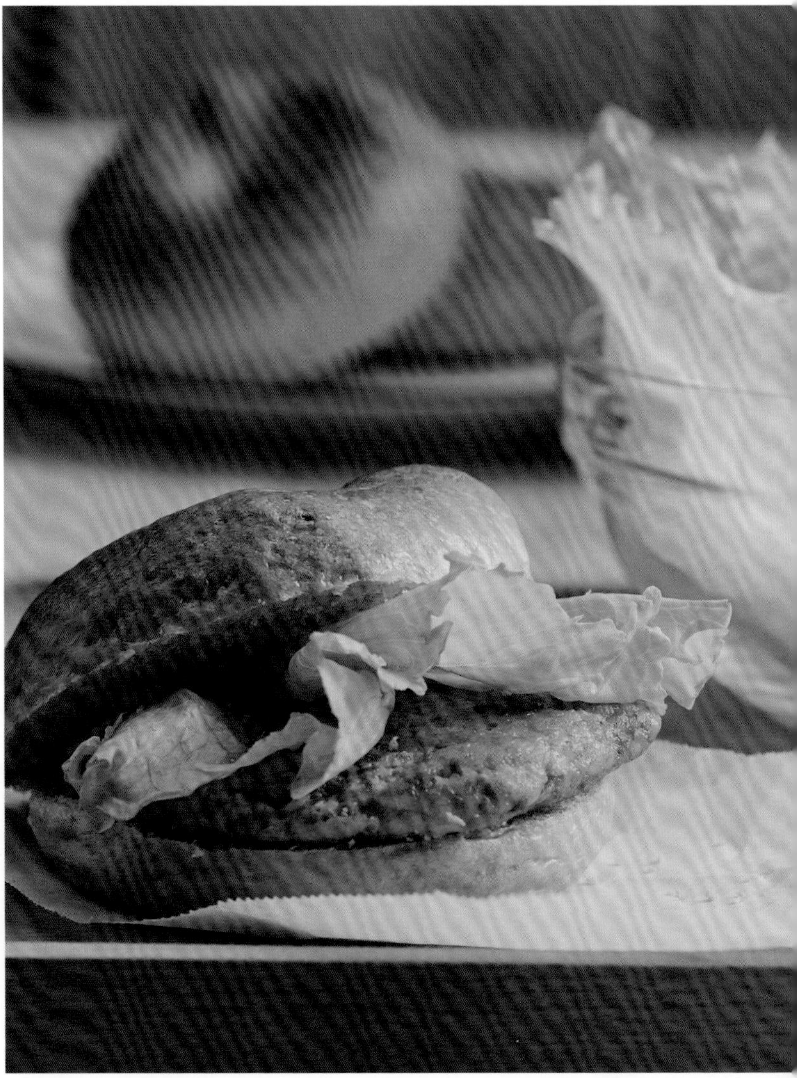

胡萝卜

每 100 克热量 39 大卡，有 4.5 克的蔗糖产生淡雅的甜味，口感柔软，可溶性膳食纤维含量高。记得烹调时加点油脂，让胡萝卜素好吸收，也可让口感更美味。胡萝卜对人体的眼睛、皮肤、呼吸道都有益。

胡萝卜豆香贝果

准备时间 / 15 min
烹调时间 / 110 min

材料

胡萝卜原汁 55 g　玉米粉 13 g
高筋面粉 170 g　板豆腐 150 g
植物奶酪丝 15 g　球生菜适量
胡萝卜渣 60 g　色拉油 5 g

调味料

砂糖 5 g　植物奶油 5 g
盐 1/8 匙　黑胡椒粉 1/8 匙
酵母粉 2.5 g　盐 1/4 匙
水 60 mL

做法

1 胡萝卜原汁、高筋面粉、砂糖、盐1/8匙、酵母粉、水、植物奶油搅拌均匀至光滑后（若使用搅拌机慢速4 min、中速7 min），放置室温45 min。

2 将面团分成4等分，再挨个擀平卷成贝果形状，放置30 min发酵，放入滚水，两面各烫10 s捞起。

3 移入烤箱，以上火210 ℃、下火190 ℃定时25 min烘烤，即成“胡萝卜贝果”。

4 板豆腐放入棉布中稍微拧干成豆腐渣，加入胡萝卜渣、玉米粉、植物奶酪丝、黑胡椒粉、盐1/4匙混合拌匀，再取适量搓揉整成素排状，即成萝卜豆腐排。

5 取平底锅倒入色拉油热锅，放入萝卜豆腐煎至两面金黄色，盛起，备用。

6 将烤好的贝果、萝卜豆腐排和球生菜组合好，即可食用。

〔营养成分分析〕

每 1 份量 100 g，本食谱含 4 份。

热量（kcal）	150	脂肪（g）	2.5	反式脂肪（g）	0	糖（g）	0.5
蛋白质（g）	6	饱和脂肪（g）	0.3	碳水化合物（g）	25.3	钠（mg）	157

〔营养师叮咛〕

胡萝卜的粗纤维、维生素可促进肠胃蠕动，增强免疫力。因β-胡萝卜素为脂溶性，建议与油脂一起搭配摄取，吸收率加倍！

〔主厨叮咛〕

制作萝卜豆腐排时，水分需沥干，因为过多水分会造成软化，不易整成素排形状。此外，萝卜豆腐排也可因个人口味增加其他食材。

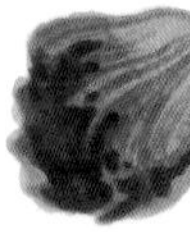

惊蛰 ❷ 生菜

公历3月5日~7日 · 桃始华，仓庚鸣，鹰化为鸠

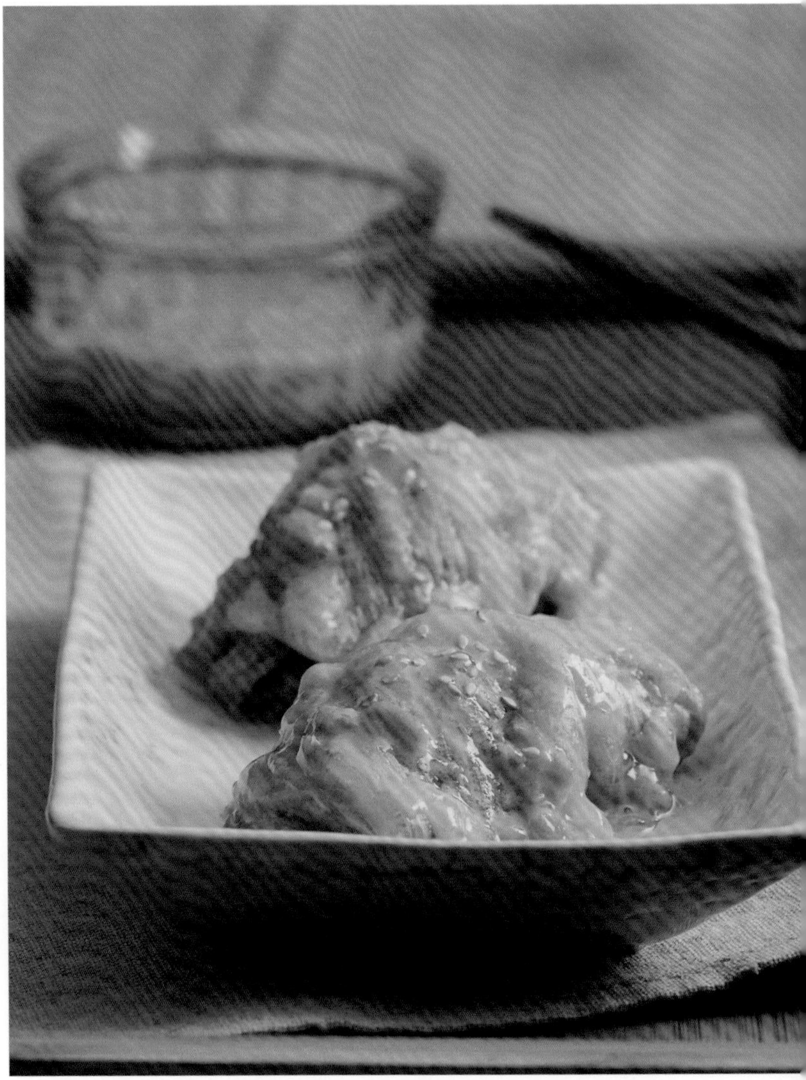

生菜

惊蛰时节盛产生菜，其钙、磷、铁较丰富，亦含有多种维生素和胡萝卜素等。其丰富的膳食纤维可促进肠胃蠕动，有助排便，并且新鲜的生菜含铁量高，很适合贫血的人食用。

生菜腐皮卷

准备时间 / 10 min
烹调时间 / 15 min

材料

生菜 4 片
胡萝卜 20 g
湿豆腐皮 50 g
油 5 g

调味料

酱油 5 g
盐 2 g
糖 5 g
姜末适量
味噌 10 g
生粉 5 g
水 20 mL

做法

1 将胡萝卜、豆腐皮切小丁。
2 取炒锅加入油，放入姜末爆香，再续入胡萝卜丁拌炒。
3 放入豆腐皮丁、酱油、盐炒香，即成馅料。
4 另取姜末、糖、味噌放入锅煮沸后，倒入生粉水，即成酱料。
5 将生菜洗净，用滚水烫软，取一片，放入适量馅料包成卷，依序全部完成，放入容器中，淋入酱料，即可食用。

〔营养成分分析〕

每 1 份量 130 g，本食谱含 1 份。

热量（kcal）	222	脂肪（g）	10	反式脂肪（g）	0	糖（g）	5
蛋白质（g）	15	饱和脂肪（g）	0.74	碳水化合物（g）	18	钠（mg）	1371

〔营养师叮咛〕

生菜含有丰富的维生素、胡萝卜素和钙、磷、铁等，所含膳食纤维可促进肠胃蠕动，帮助排除宿便。焯水宜短促，保证脆嫩口感，也防止营养流失。

〔主厨叮咛〕

如担心含钠量过高，不添加酱料也可以食用。

惊蛰

公历3月5日~7日 · 桃始华，仓庚鸣，鹰化为鸠

③ 豆腐

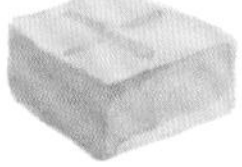

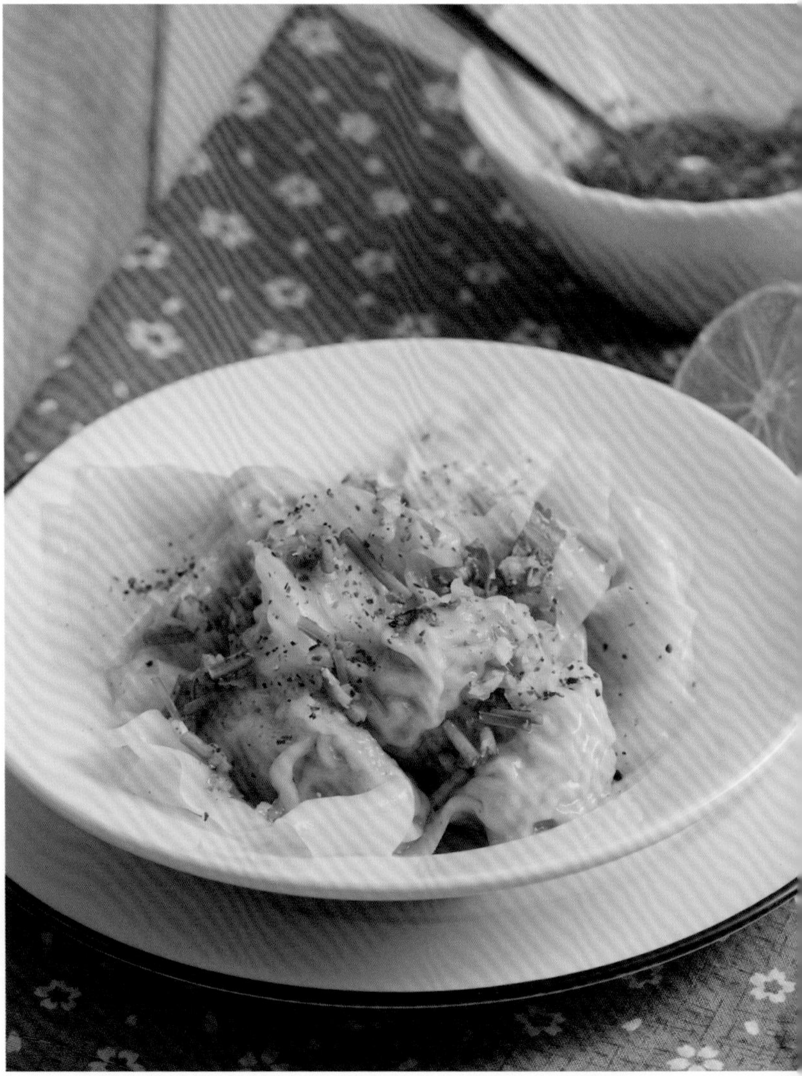

豆腐

豆腐含有丰富的大豆蛋白及大豆卵磷脂，是素食者有益的蛋白质来源，且不含胆固醇和脂肪，可预防心血管疾病。惊蛰时节很适合食用豆腐，有补脾益气、清热解毒之效果。

香菜豆腐馄饨

准备时间 / 10 min
烹调时间 / 15 min

材料
豆腐 240 g
素肉末 90 g
香菜叶 30 g
馄饨皮 15 张

调味料
生粉 10 g
胡椒粉 5 g
盐 2 g

酱料
香菜根适量
姜丝适量
辣椒粉适量
香油适量
柠檬汁适量

做法

1 豆腐切细放入容器中，加入素肉末、香菜叶、生粉、胡椒粉及盐拌匀，即成馅料。

2 取适量馅料包入馄饨皮，依序全部完成，放入滚水中煮熟，捞至容器中。

3 放入全部的酱料拌匀，即可食用。

〔营养成分分析〕

每 1 份量 500 g，本食谱含 1 份。

热量（kcal）	610	脂肪（g）	10	反式脂肪（g）	0	糖（g）	0
蛋白质（g）	49	饱和脂肪（g）	2.5	碳水化合物（g）	81	钠（mg）	1200

〔营养师叮咛〕

传统板豆腐用硫酸钙当凝固剂，因此比嫩豆腐有更多的钙质，可多食用哦！

〔主厨叮咛〕

酱汁口味清爽，如担心盐分过多，不添加也很美味。要选择传统豆腐，钙质才丰富。

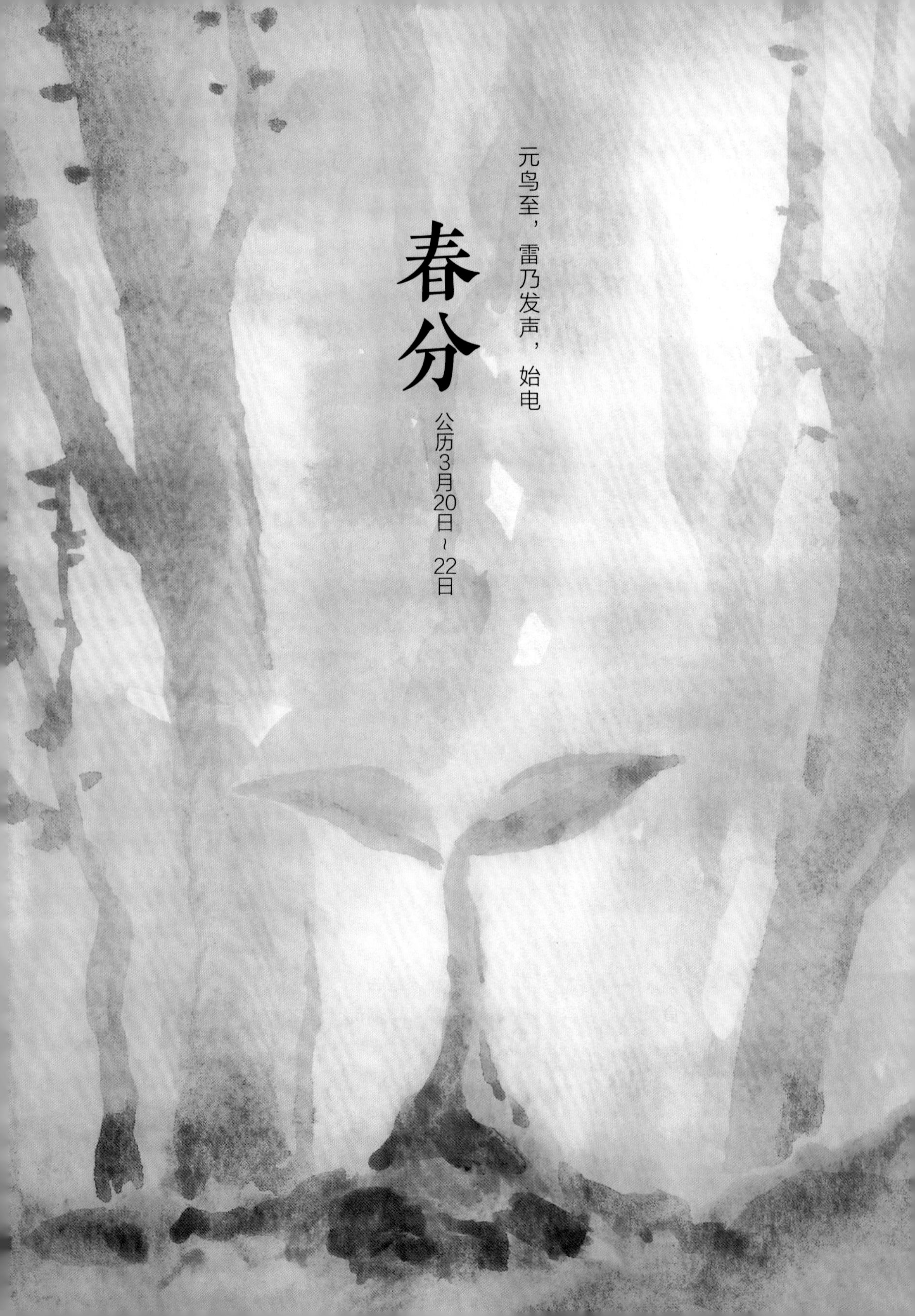

春分

元鸟至，雷乃发声，始电

公历3月20日~22日

“春分”时阳光直射赤道，南北半球受光相等，昼夜平分。因此在保健养生上应注意维持人体的阴阳平衡状态，必须着重于养肝，避免辛辣与油炸、烧烤等易上火的刺激性食物，保持饮食清淡，避免火气过旺而伤肝。

春天肝气旺盛的同时，五行属木的肝有时会抑制五行属土的脾胃，因此养肝之外，还要顾胃气，以防肝木克脾土！例如烹饪食物加入少许姜、醋等调味料以平衡食物的属性，避免寒性食物有损脾胃。

春天盛产的时令蔬菜，如香菜、春笋、黄豆芽、菠菜等均有生发开展的性质。“春分”时节气候变化大，气温不定，容易生病，风寒感冒者可食用香菜，具有辛温香窜的性质，内通心脾，外达四肢，有温中健胃的作用。寒性体质者适当吃香菜，有助于缓解轻微着凉的症状。

“春笋”接受了春天太阳的照射，有一种生发之气，酌量食用能够鼓舞肝胆，但仍以热食为宜。而同样具有生长发育能量的“黄豆芽”，排名延年益寿食物的前几名，味甘、性凉，《本草纲目》提道：“唯此芽类白美独异，食后清心养身，具有解酒毒、热毒，利三焦之功。”

中医师推荐养生食材

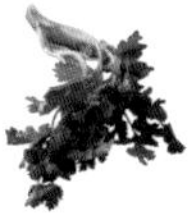

☐ 香菜：味辛，能散。多食或久食会耗气、损精神，气虚者少食。风热感冒者、狐臭、口臭、胃溃疡、疮疡患者不宜食用。

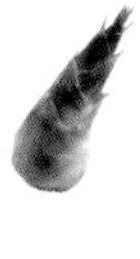

☐ 春笋：味甘，性寒，因此儿童、年老体弱者、消化不良者不要食用。含较多难溶性草酸钙，建议尿道结石、肾结石及胆结石患者不宜多食。

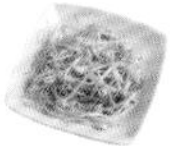

☐ 黄豆芽：膳食纤维较粗，不易消化，且性质偏寒。脾胃虚寒者，不宜久食。

春分

公历3月20日~22日 · 元鸟至，雷乃发声，始电

❶ 香菜

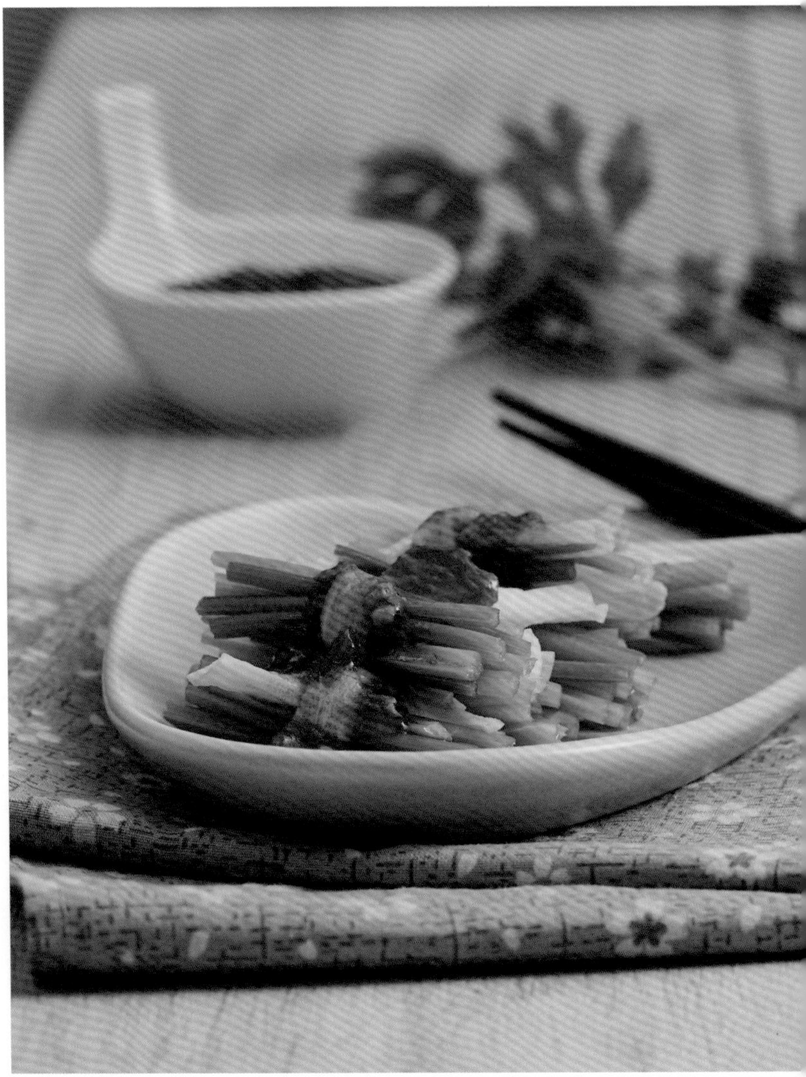

香菜

香菜为重要辛香料食物，广泛用于料理中，其含有的维生素C和胡萝卜素含量比一般蔬菜都高。

茄汁香菜卷

准备时间 / 15 min
烹调时间 / 10 min

材料

香菜梗 110 g
葫芦条 20 g
番茄 1/4 颗（约 25 g）

调味料

盐 0.5 g
生粉 5 g

做法

1 香菜洗净，摘取梗；葫芦条洗净，加水浸泡至软。
2 取适量的香菜梗，以葫芦条捆绑成束后，放入滚水中烫熟，捞起，盛盘。
3 番茄洗净，切碎，放入已加少许油的热炒锅拌炒，加入盐、生粉增加稠度后，淋在香菜卷上面，即可食用。

〔营养成分分析〕

每 1 份量 30 g，本食谱含 4 份。

热量（kcal）	8	脂肪（g）	0	反式脂肪（g）	0	糖（g）	0
蛋白质（g）	0.5	饱和脂肪（g）	0	碳水化合物（g）	1.3	钠（mg）	40

〔营养师叮咛〕

春分时气候变化大，较易感冒。香菜含有特殊风味能促进肠胃蠕动，具有开胃的效果，且富含维生素A、B_1、B_2，可提升免疫力、消除疲劳及代谢老化废物，适合感冒、消化不良及食欲不振者食用。

〔主厨叮咛〕

以葫芦条捆绑时需要绑紧，避免放入滚水中汆烫时松开，且不可捆绑太厚，以免食材烫不熟。

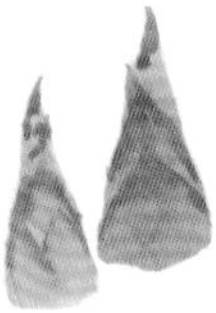

春分

❷ 春笋

公历3月20日~22日 · 元鸟至，雷乃发声，始电

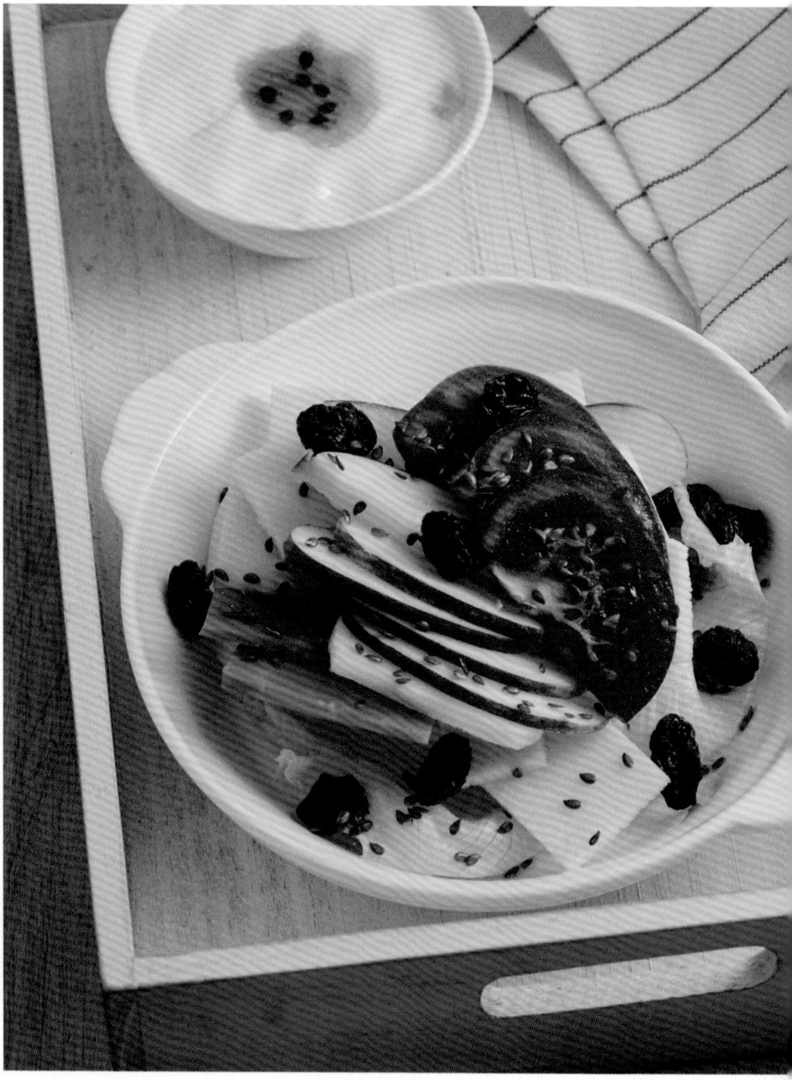

春笋

春笋素有“春天菜王”的美称，同时也是春季最佳的美味蔬食，口感如水果般清脆香甜，其纤维素含量很高，有促进消化、防止便秘等功能。但有胃溃疡病史者，建议适量食用。

凉拌春笋综合沙拉

准备时间 / 15 min
烹调时间 / 5 min

材料

春笋片 40 g
胡萝卜片 6 g
球生菜 70 g
番茄片 2 片
苹果片 25 g
葡萄干 20 g
亚麻籽 2 g

调味料

百香果 1 颗
植物酸奶 80 g

做法

1 春笋片、胡萝卜片放入滚水中汆烫至熟，捞起；球生菜洗净，备用。
2 将百香果洗净，取果肉与植物酸奶放入容器中拌匀，即成百香果酸奶酱。
3 将全部的蔬果、葡萄干装入容器中，淋上水果酸奶酱，撒上亚麻籽，即可食用。

〔营养成分分析〕

每 1 份量 150 g，本食谱含 2 份。

热量（kcal）	108	脂肪（g）	2.5	反式脂肪（g）	0	糖（g）	10.7
蛋白质（g）	3.5	饱和脂肪（g）	0.7	碳水化合物（g）	18	钠（mg）	37.2

〔营养师叮咛〕

春分时节生长的春笋口感脆嫩鲜美，最适合用来拌沙拉；而且春笋的纤维素含量高，搭配百香果酸奶酱，不仅可以防止便秘，其低热量亦是减重者很好的饮食选择。

〔主厨叮咛〕

因百香果口感较酸，建议可选择带点甜味的酸奶搭配。此外也可依个人口味选择喜欢的蔬果加入沙拉，让营养更均衡哦！

春分 ③ 黄豆芽

公历3月20日~22日 · 元鸟至，雷乃发声，始电

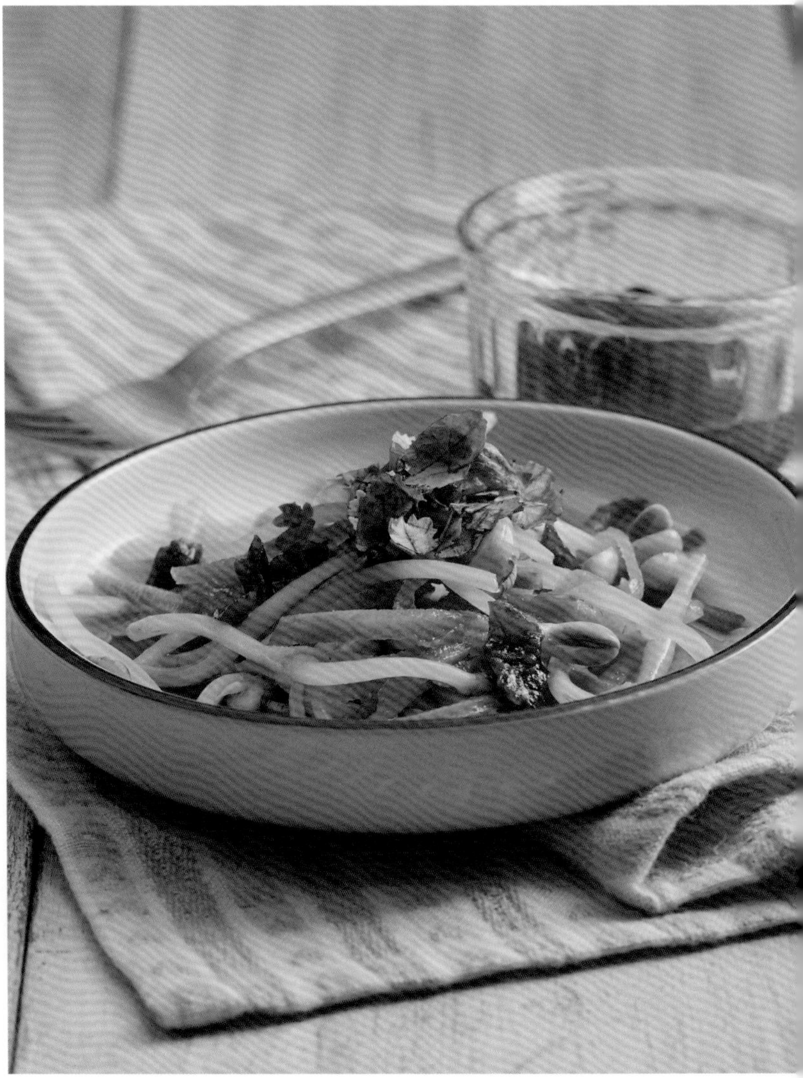

黄豆芽

黄豆芽含有丰富的维生素A、B、C、E，是营养价值极高的豆芽。黄豆发芽的过程中，使胃胀气的物质会被分解，因此对黄豆不耐受者亦可安心适量食用。

香丝如意

准备时间 / 15 min
烹调时间 / 20 min

材料

黄豆芽 100 g
胡萝卜 15 g
香菜叶少许

调味料

陈年梅子汁 10 mL

做法

1 黄豆芽洗净；胡萝卜洗净，去皮，切细丝；香菜叶洗净。
2 将胡萝卜丝放入滚水中煮至熟，再放入黄豆芽烫熟，捞起，放入容器中。
3 放入陈年梅子汁调味拌匀后，最后撒上香菜叶，即可食用。

〔营养成分分析〕

每 1 份量 25 g，本食谱含 4 份。

热量（kcal）	7	脂肪（g）	0.2	反式脂肪（g）	0	糖（g）	0.4
蛋白质（g）	1.1	饱和脂肪（g）	0	碳水化合物（g）	0.7	钠（mg）	5

〔营养师叮咛〕

黄豆芽比黄豆营养更多样化，而且更容易被人体吸收。它可预防维生素B_2缺乏症，而且发芽过程中分解掉了使人胀气的物质，所以黄豆不耐受者也可酌量食用。

〔主厨叮咛〕

此道的调味可依照个人喜好选择不同的果醋，变化不同的口感，且低热量，更适合减重饮食！

清明

公历4月4日~6日

天清地明，气清景明，身清心明

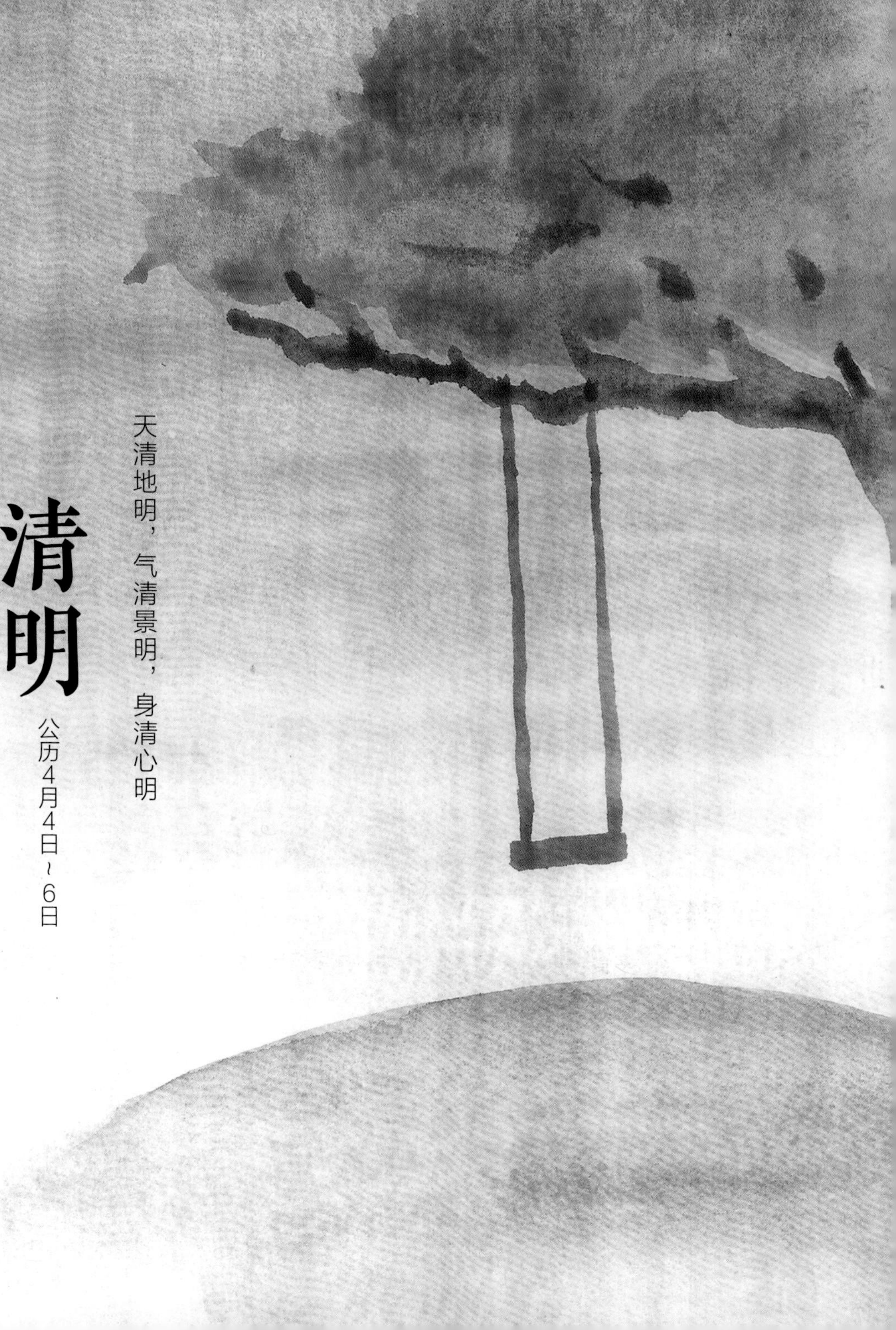

在春分后十五日，迎来了第五个节气：清明。这时气候逐渐转暖，草木萌发，杏桃开放，景象清爽明朗。在春分之后，体内的阴气逐渐微弱，而肝气随着春天来到而愈发旺盛，并于清明时节达到最高峰。如果肝气过于旺盛，容易对脾胃产生干扰，使食物消化吸收的功能变差，也可能出现情绪失调、气运行血不畅等问题。

这个时节养生重点在于如何柔肝疏肝、调畅情志，可选择当季产的菠菜当成养生食材。《本草纲目·菜部》记载："菠菜通血脉，开胸膈，下气调中，止渴润燥。根尤良。"除了有活血补血的功能外，还有保护眼睛以及延缓细胞老化的功用。

在清明前后盛产的桑葚，在《本草经疏》中说明："桑葚者，桑之精华所结也……甘寒益血而除热，其为凉血补血益阴之药无疑矣。"桑葚含铁和维生素C的量多，且能促进胃肠蠕动。由于桑葚果实不易保存，可选择制成果酱或桑葚饼干，随时都能尝到酸酸甜甜的好滋味！

中医师推荐养生食材

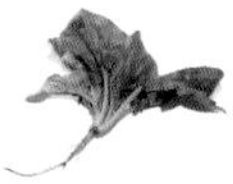

□ 菠菜：含有草酸，会影响人体对钙的吸收，食用前可以先用热水烫一下去掉草酸。肾炎、肾结石患者忌吃，脾虚便溏者不宜多食。

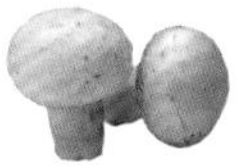

□ 蘑菇：性甘凉，开胃化痰，味道十分鲜美，是春季的好食材。菇类在中医是属于"发物"，吃太多会引起上火、发疮、过敏或旧疾复发等不适的症状。

□ 桑葚：味甘，性寒。肠胃功能较差、容易腹泻者不宜多食。

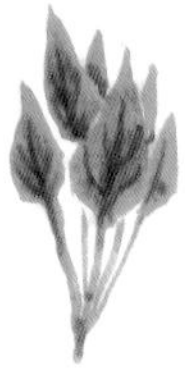

清明

① 菠菜

公历4月4日~6日・天清地明，气清景明，身清心明

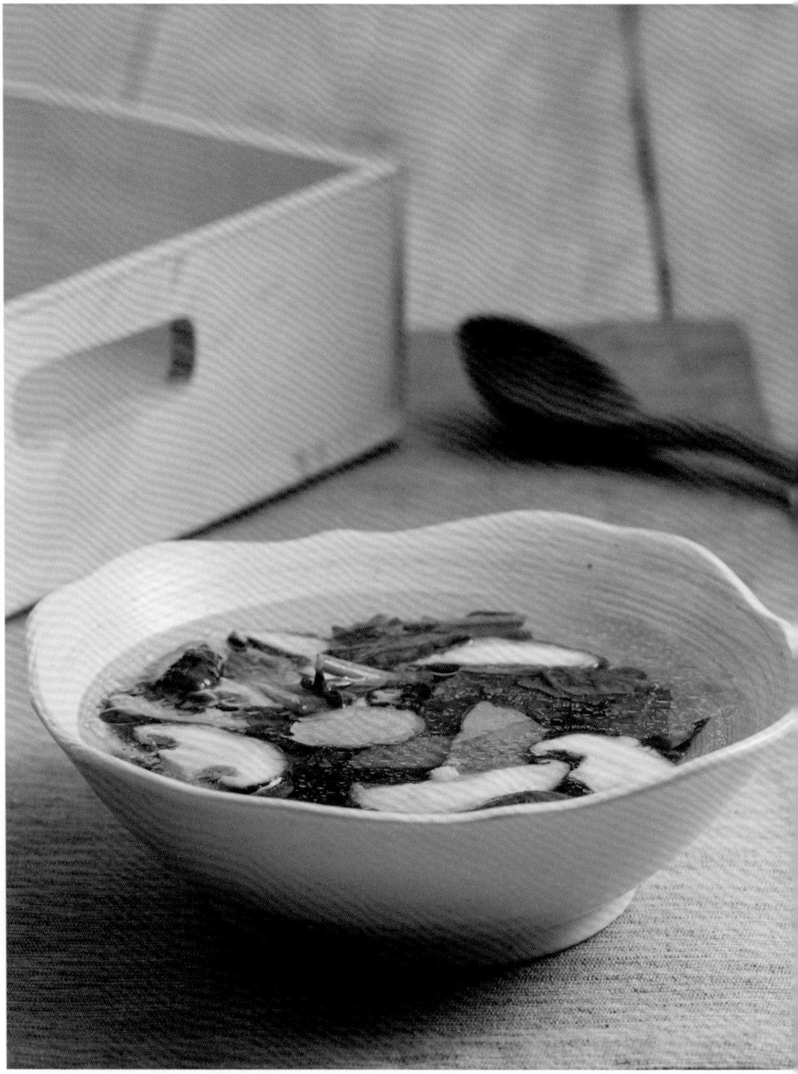

菠菜

菠菜含有丰富的维生素 C、胡萝卜素、矿物质、钙、铁等营养。β－胡萝卜素属于植化素的一种，具抗氧化物作用，可预防细胞癌化分裂。据《本草纲目》记载，菠菜性甘冷、止渴润燥等。在清明时节，适宜辅以退火。

菠菜香菇汤

准备时间 / 10 min
烹调时间 / 15 min

材料

菠菜 160 g
新鲜香菇 480 g
胡萝卜 80 g

调味料

老姜片 10 g
盐 10 g
水 1600 mL

做法

1 菠菜洗净，切段；新鲜香菇用湿纸巾擦净，切片；胡萝卜洗净，去皮，切片，备用。

2 将水倒入汤锅中煮滚，放入胡萝卜片、老姜片煮5 min。

3 加入菠菜、新鲜香菇片、盐续煮1 min，即可享用。

〔营养成分分析〕

每 1 份量 580 g，本食谱含 4 份。

热量（kcal）	49.6	脂肪（g）	0.3	反式脂肪（g）	0	糖（g）	0
蛋白质（g）	4.5	饱和脂肪（g）	0	碳水化合物（g）	11.9	钠（mg）	822

〔营养师叮咛〕

香菇含有大量的多糖体，具有抗癌的效果；菠菜则含有维生素C、β-胡萝卜素和多种矿物质元素，两者结合起来有很好的防癌效果。

〔主厨叮咛〕

此道是将食材煮到恰到好处的熟度，可以品尝到食材原味的鲜美口感，所以不再加任何食用油，而咸度可依个人口味做调整。

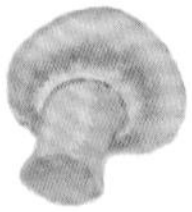

清明

公历4月4日~6日 · 天清地明，气清景明，身清心明

② 蘑菇

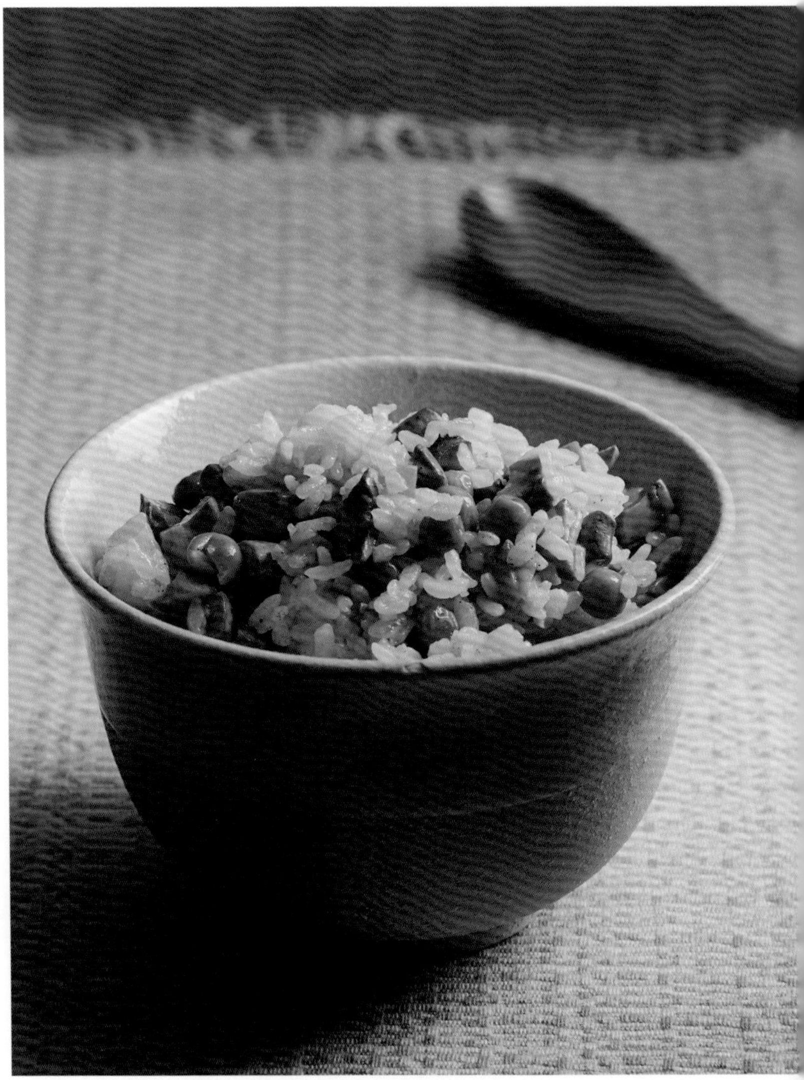

蘑菇

每100克含热量25大卡，蛋白质3克。所含维生素B族是蔬菜中的佼佼者，而菇类富含多糖体及三萜类，非常适合在疲倦劳累时摄取。虽然是菇类，嘌呤含量适中，痛风患者在非急性发作期可放心摄取。

蘑菇豌豆炊饭

准备时间 / 20 min
烹调时间 / 45 min

材料

白米 120 g
糯米 20 g
蘑菇 75 g
豌豆仁 60 g

调味料

盐 2 g
水 140 mL

做法

1 白米、糯米分别洗净，沥干水分，加入水140 mL，浸泡30 min。
2 蘑菇用湿纸巾擦净，切成丁状。
3 将做法1、豌豆仁、蘑菇丁、盐放入电饭锅中，煮30 min左右至开关跳起。
4 打开锅盖，用饭勺拌开（去除多余水气，增加弹软度），续焖15 min，即可食用。

〔营养成分分析〕

每 1 份量 100 g，本食谱含 4.3 份。

热量（kcal）	140	脂肪（g）	0.33	反式脂肪（g）	0	糖（g）	0
蛋白质（g）	4.6	饱和脂肪（g）	0.04	碳水化合物（g）	30.3	钠（mg）	148

〔营养师叮咛〕

蘑菇富含维生素B族、铁质。夏日精神不济、大病初愈后很适合多吃点蘑菇，增强体质。营养过剩者膳食纤维又可降低胆固醇，好吃而低热量。

〔主厨叮咛〕

想简单吃饭菜时，蘑菇切块，加入相当分量的豌豆，咸咸的米饭搭配豆腐味噌汤、蔬菜，就是均衡美味的一顿。

清明

公历4月4日~6日·天清地明，气清景明，身清心明

❸ 桑葚

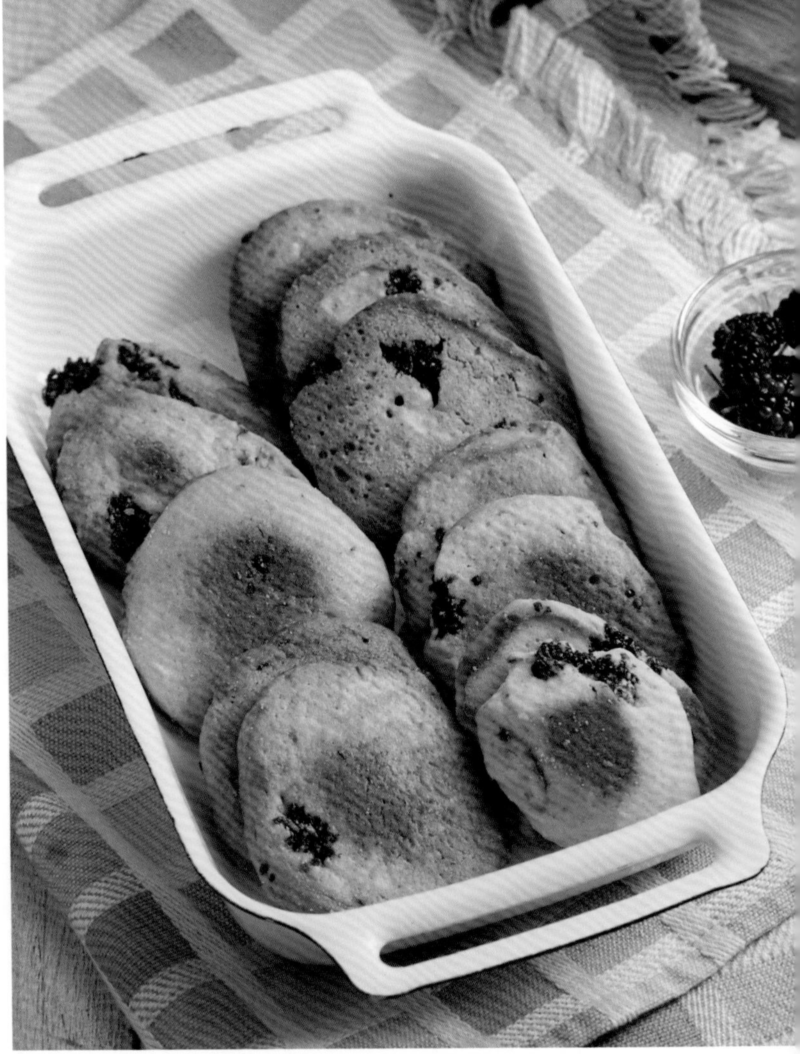

桑葚

桑葚含有多种维生素，如 B_1、B_2、A、D，其中铁及维生素 C 含量更是丰富，适合妇女产后体弱或贫血者食用。桑葚汁有预防高血压作用，适量食用有助于改善老年性便秘。

桑葚饼干

准备时间 / 15 min
烹调时间 / 20 min

材料
低筋面粉 70 g
桑葚果酱 60 g

调味料
无盐植物奶油 20 g
细砂糖 10 g

做法
1 低筋面粉用滤网过筛；无盐植物奶油切小块状，放置在室温软化。
2 低筋面粉、细砂糖混合均匀后，加入桑葚果酱继续拌匀。
3 分次加入奶油块拌匀后，放入保鲜膜整成长条形，冷冻10 min，使面团变硬。
4 烤箱160 ℃预热，烤盘铺上烘焙纸，将面团切成0.5 cm厚度薄片，铺在烤盘上。
5 放入烤箱以上下火170 ℃烤8 min，烤盘转向再烤4 min，取出放凉，即可食用。

〔营养成分分析〕

每1份量30 g，本食谱含5份。

热量（kcal）	122	脂肪（g）	3.7	反式脂肪（g）	0	糖（g）	7
蛋白质（g）	1.2	饱和脂肪（g）	1.0	碳水化合物（g）	21	钠（mg）	5

〔营养师叮咛〕

清明前后为桑葚盛产期，因果实易过熟变质，建议做成果酱冷藏保存，方便平常甜点料理时使用。其铁质及维生素C含量丰富，较适合贫血者或妇女产后食用。

〔主厨叮咛〕

低筋面粉加入果酱后，可用汤匙将果肉压出汁来，与低筋面粉充分混匀。待面粉全被染成紫红色后，再慢慢加入奶油混合均匀。

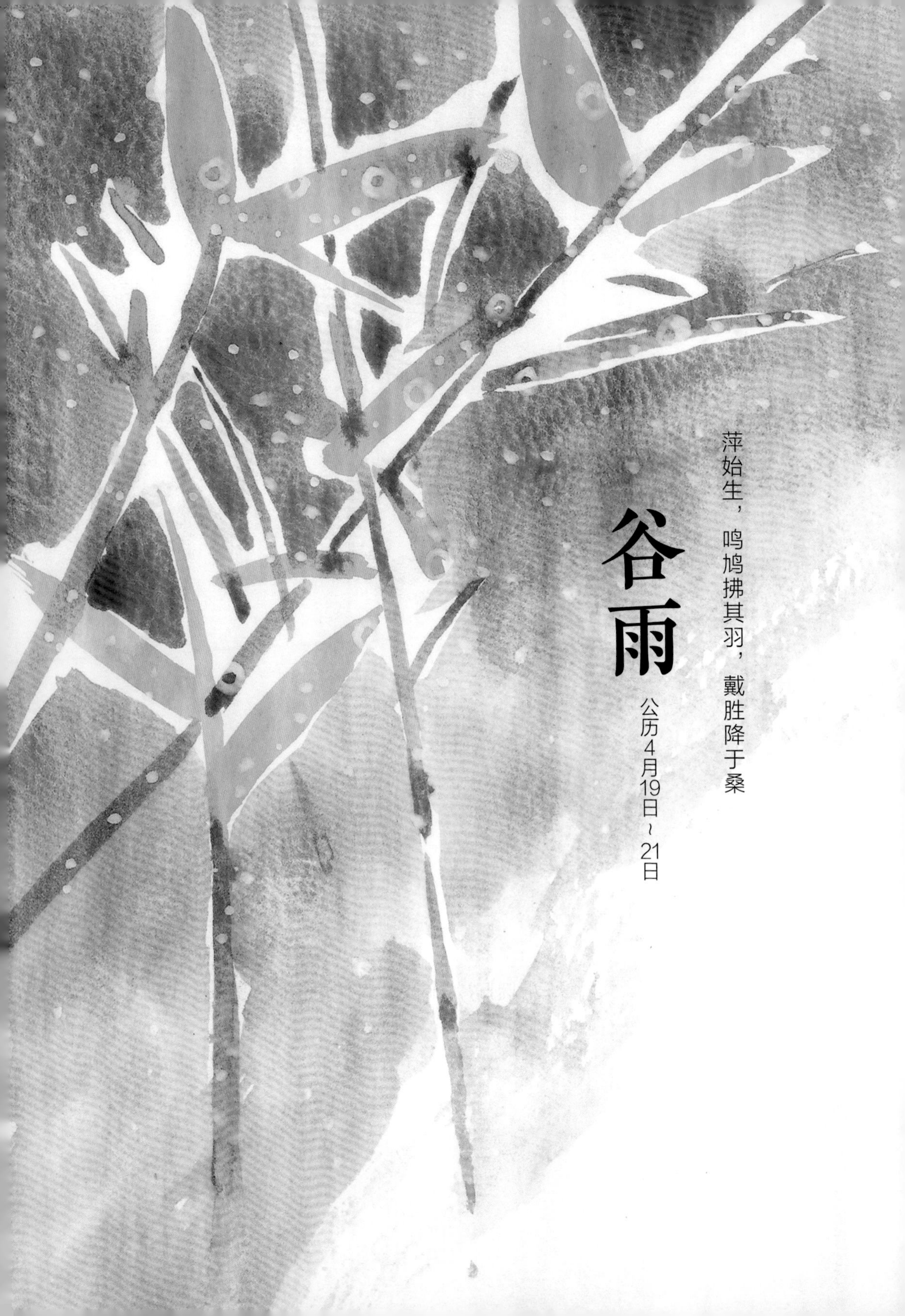

萍始生，鸣鸠拂其羽，戴胜降于桑

谷雨

公历4月19日~21日

在清明之后，迎来第六个节气：谷雨。此时各地雨量开始增多，天气变得潮湿起来。作为春末节气，它的到来意味着寒冷天气结束，大地气温回升速度加快，此时气温及雨水有利于谷类农作物的生长，故称为“谷雨”。

从谷雨开始，天气普遍多潮湿，如果居住环境及饮食稍有不慎，就容易感受湿邪。湿邪最易损伤脾胃而使人体出现脾湿的症状，如消化能力或胃口变差、身体沉重、容易腹泻等。因此，谷雨时节养生的重点是祛湿邪、保护脾胃。

您知道北方有谷雨食香椿的习俗吗？所谓“雨前椿芽嫩如丝，雨后椿芽如木质”，谷雨是吃椿芽最佳时机。香椿芽含有胡萝卜素和维生素C，可搭配养胃生津的大白菜，帮助春末恢复肠胃的功能。若遇上连日的潮湿天气，容易让人全身沉重，感觉疲倦没胃口，这时候来一碗薏仁茯苓糙米粥，亦可促进消化，降低身体的沉重感。

中医师推荐养生食材

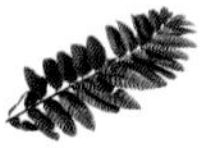

☐ 香椿芽：味苦，性寒，具有清热解毒、化湿止泻和健胃理气的功效。富含钾离子，多食易腹泻。孕妇、糖尿病患者不宜食用。

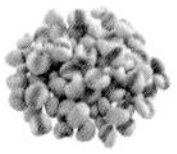

☐ 薏米：又名薏仁，味甘，性微寒。具补脾利水功能，但过量薏米易引起子宫收缩，建议孕妇、痛风患者不宜过食。

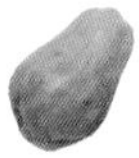

☐ 佛手瓜：味甘，性凉。肠胃虚弱者不宜过食。

谷雨

公历4月19日~21日 · 萍始生，鸣鸠拂其羽，戴胜降于桑

❶ 香椿芽

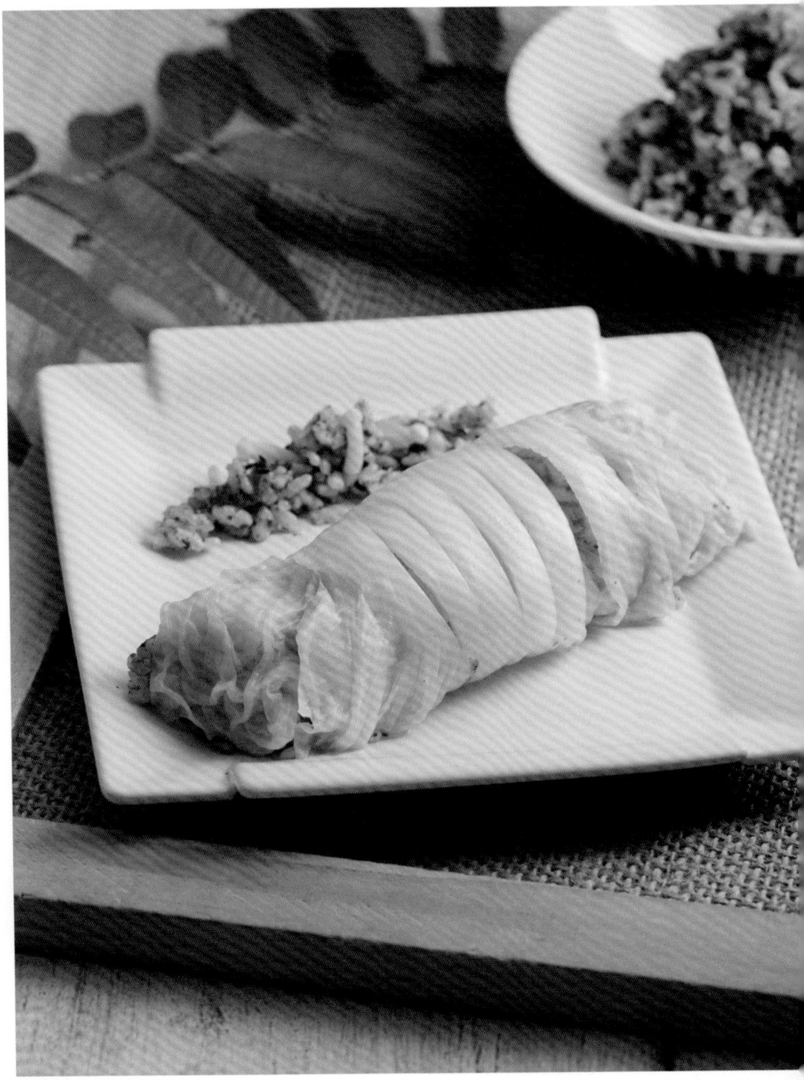

香椿芽

每100克新鲜香椿含热量88大卡，蛋白质4.3克，具高膳食纤维及营养密度，是高钾、高钙、高铁的蔬菜。

香椿佛手白菜

准备时间 / 10 min
烹调时间 / 20 min

材料

大白菜 300 g（4 片）
金针菇 25 g
秀珍菇 20 g
胡萝卜 10 g
白饭 60 g
玉米粉 15 g

调味料

香椿酱 10 g

酱料

素蚝油 1 小匙
白胡椒粉 2 g
生粉 1 大匙
水 80 mL

做法

1 将大白菜放入滚水烫软后，浸泡冷水，切出梗部，底端留2 cm，垂直切四刀呈佛手状；剩下的叶子切细碎，备用。

2 金针菇、秀珍菇、胡萝卜切条状；白饭与香椿酱拌均匀，备用。

3 取一片佛手白菜铺平，依序铺上金针菇、秀珍菇、胡萝卜条及香椿饭，卷起，摆盘；将全部的酱料放入炒锅中拌匀。

4 可将白菜碎叶一起放置盘中，移入电锅蒸熟取出，淋上酱料勾薄芡，即可食用。

〔营养成分分析〕

每 1 份量 150 g，本食谱含 6 份。

热量（kcal）	74	脂肪（g）	1.34	反式脂肪（g）	0	糖（g）	0
蛋白质（g）	2.2	饱和脂肪（g）	0.17	碳水化合物（g）	14.3	钠（mg）	100

〔营养师叮咛〕

谷雨节气前后是香椿萌芽期，是品尝香椿最好的季节。其气味特殊，经常用于素菜料理，内含香椿素等挥发性芳香族有机物，可健脾开胃、增加食欲。另含有丰富的维生素C、维生素E、性激素物质，具抗氧化作用，并有“助孕素”的美称。

〔主厨叮咛〕

香椿食用方法很多，可炒食、腌制、凉拌，或作调味食用。因其特殊香气，建议酌量添加，以免抢走其他食材的风味。

谷雨

公历4月19日~21日 · 萍始生，鸣鸠拂其羽，戴胜降于桑

② 薏米

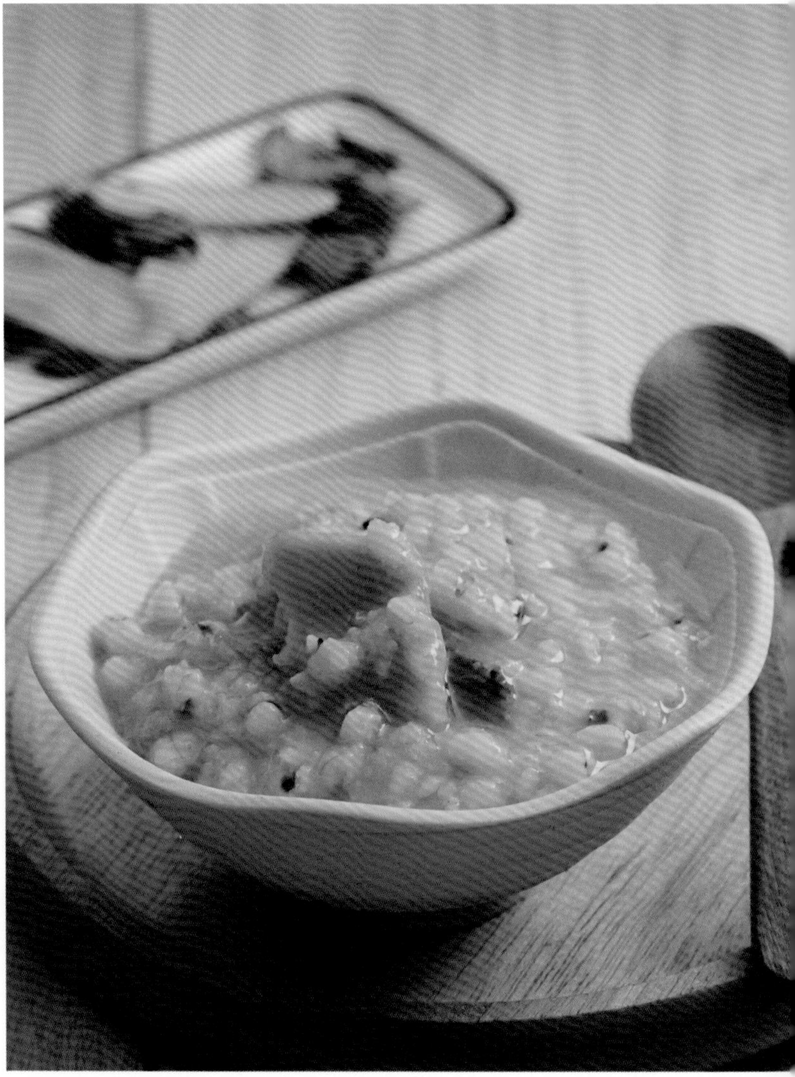

薏米

全谷根茎类中的薏米比一般白米含更多的膳食纤维，有助于预防心血管疾病。据《本草纲目》记载，薏米及茯苓具有消水肿、利尿功用，在谷雨节气中可舒缓体内水气淤积。

薏芍养生糙米粥

准备时间 / 3 min
烹调时间 / 50 min

材料

薏米 100 g　芍药 10 g
糙米 70 g　甘草 3 g
茯苓 20 g　水 1100 mL

做法

1 提前将糙米洗净，浸泡3~4 h；芍药、甘草用清水冲净，加水1100 mL煮沸，转小火熬约20 min成养生高汤。

2 将薏米、茯苓、糙米放入电饭锅，加入养生高汤，煮至熟烂即可。

〔营养成分分析〕

每1份量200 g，本食谱含6份。

热量（kcal）	116.8	脂肪（g）	1.3	反式脂肪（g）	0	糖（g）	0
蛋白质（g）	3.2	饱和脂肪（g）	0	碳水化合物（g）	22.5	钠（mg）	12

〔营养师叮咛〕

薏米含有丰富的膳食纤维，有助于预防心血管疾病。100 g薏米可提供350 kcal的热量及10 g的蛋白质。薏米可促进体内血液和水分的新陈代谢，利尿消水肿，并可帮助排便。

〔主厨叮咛〕

1 薏米若是颗粒状，一定要煮至软烂，可以加水延长煮粥时间，另外边煮边搅拌，增加黏稠度。

2 颗粒感可随自己喜好而定，若不喜欢颗粒感，可利用果汁机，将养生糙米粥打成米糊状食用。

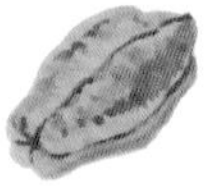

谷雨

公历4月19日~21日·萍始生，鸣鸠拂其羽，戴胜降于桑

❸ 佛手瓜

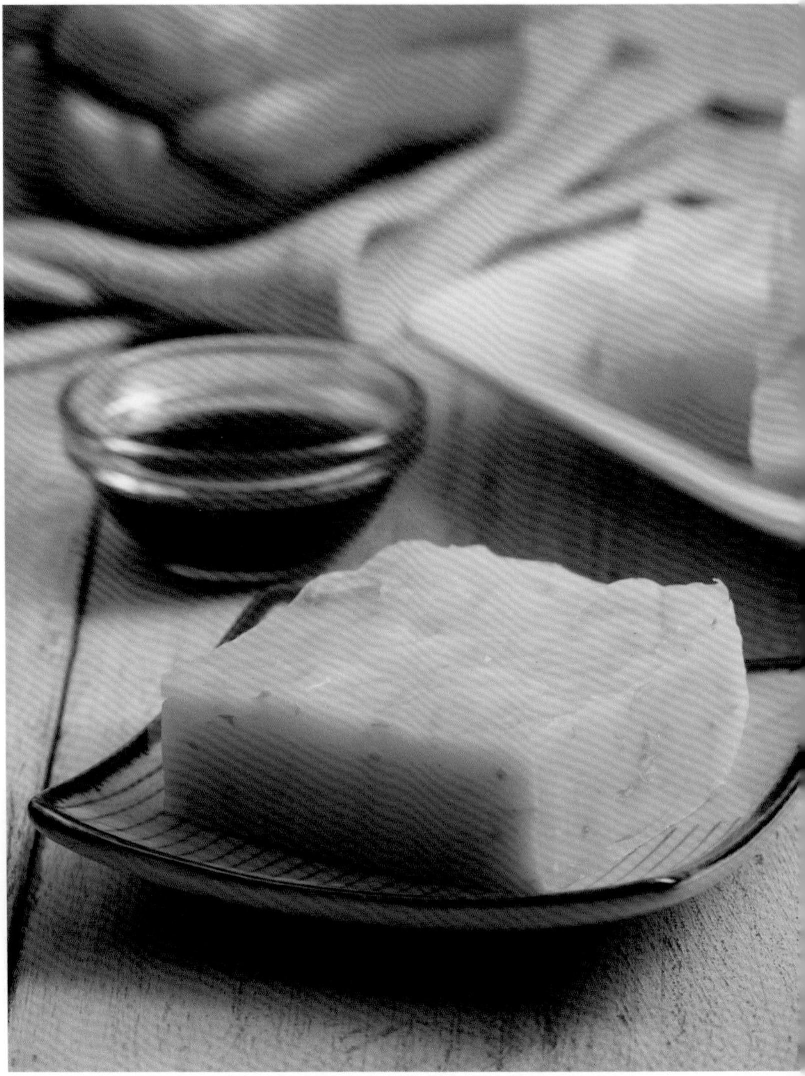

佛手瓜

佛手瓜富含维生素 A、维生素 C，及微量矿物质锌、硒等。矿物质硒具有强抗氧化作用，可以保护细胞膜的结构和功能。谷雨节气时，佛手瓜可以解热、疏肝理气。

佛手瓜萝卜糕

准备时间 / 20 min
烹调时间 / 30 min

材料

佛手瓜 100 g
粘米粉 180 g
水 260 mL

调味料

盐 2 g

做法

1 佛手瓜洗净，去皮，切丝与水混合，加入盐，以中火煮滚。
2 将佛手瓜丝捞起，剩余的水与粘米粉混合均匀，再放入佛手瓜丝拌匀。
3 取蒸笼内铺上保鲜膜（或面包纸防止沾笼），倒入做法2的面糊。
4 蒸锅内水开后，蒸20 min左右至熟，续焖5 min，即可取出食用。

〔营养成分分析〕

每 1 份量 108 g，本食谱含 5 份。

热量（kcal）	130	脂肪（g）	0.2	反式脂肪（g）	0	糖（g）	0
蛋白质（g）	2.3	饱和脂肪（g）	0	碳水化合物（g）	30.2	钠（mg）	162

〔营养师叮咛〕

100 g 佛手瓜约可提供 25 kcal 及 1 g 蛋白质，且含有较丰富的钾离子及叶酸，有益于增强人体抵抗疾病的能力。

〔主厨叮咛〕

水与粘米粉的比例需要特别注意，若水分太少，成品的口感会偏硬。可以多尝试制作，自行调整比例掌握成品的美味。

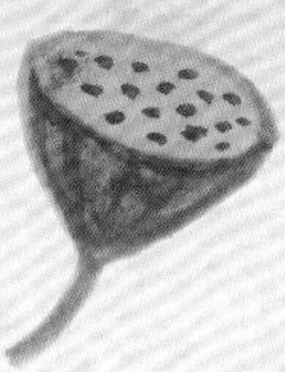

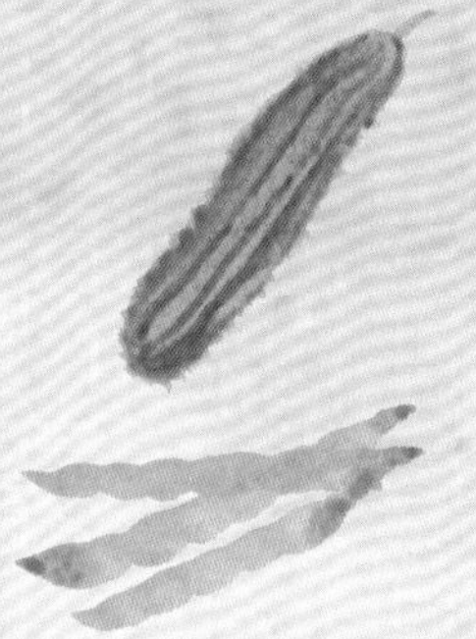

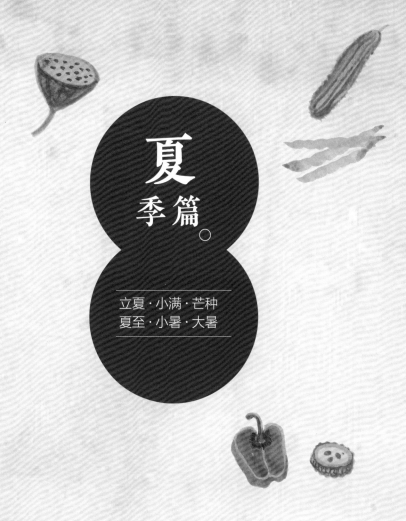

夏季篇

立夏 · 小满 · 芒种
夏至 · 小暑 · 大暑

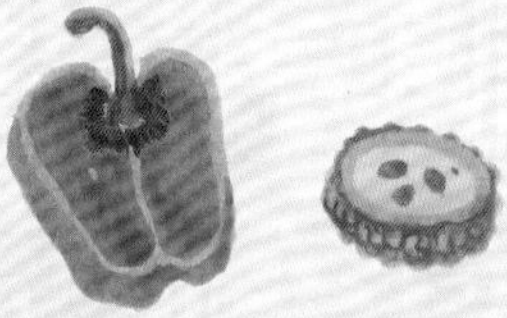

节气食材

立夏	芦笋	鱼香菜	彩椒
小满	红豆	冬瓜	大黄瓜
芒种	瓠瓜	菠萝	小黄瓜
夏至	丝瓜	莲子	紫菜
小暑	四季豆	苦瓜	杧果
大暑	绿豆	莲藕	西瓜

夏季总论

提到夏天，不免会想起热烈的阳光，以及闷热天气里凉爽的冷气和冰品，夏天到底该如何兼顾消暑与养生呢？中医认为夏季是万物生长繁盛的季节，就如《黄帝内经》记载，夏日作息应做适量的户外活动，心情保持愉悦少生气，同时做好防晒，多饮水补充流失的水分。利用清晨或傍晚适度运动流汗，能促进新陈代谢，排出体内代谢的废物和暑气；若成天躲在冷气房中，不仅会愈吹愈闷，更抑制了人体的生长代谢。

夏季天气虽然热，但不宜睡在地板上，地板湿气容易进入体内造成疾病；此外，冷气要避免直接对着身体吹，以免风邪和寒邪进入人体，容易造成偏头痛、关节酸痛，脖子僵硬等症状。

炎热的夏天常让人食欲不振，适当的运动能帮助肠胃蠕动，增加食欲；饮食上吃一些清爽的食物促进食欲，或选择解暑的食材帮助消除体内暑气。但要特别注意的是，解暑的食物并非是生冷冰凉的食物哦！因为我们的身体生来就具有调节体温的能力，长期吃冰饮冷的人，身体调温散热的能力受到阻碍，热气排不出体外，就会有喝冰水愈喝愈热、愈喝愈渴的结果。下面让我们一起看看有哪些才是营养又解暑的夏日养生蔬果。

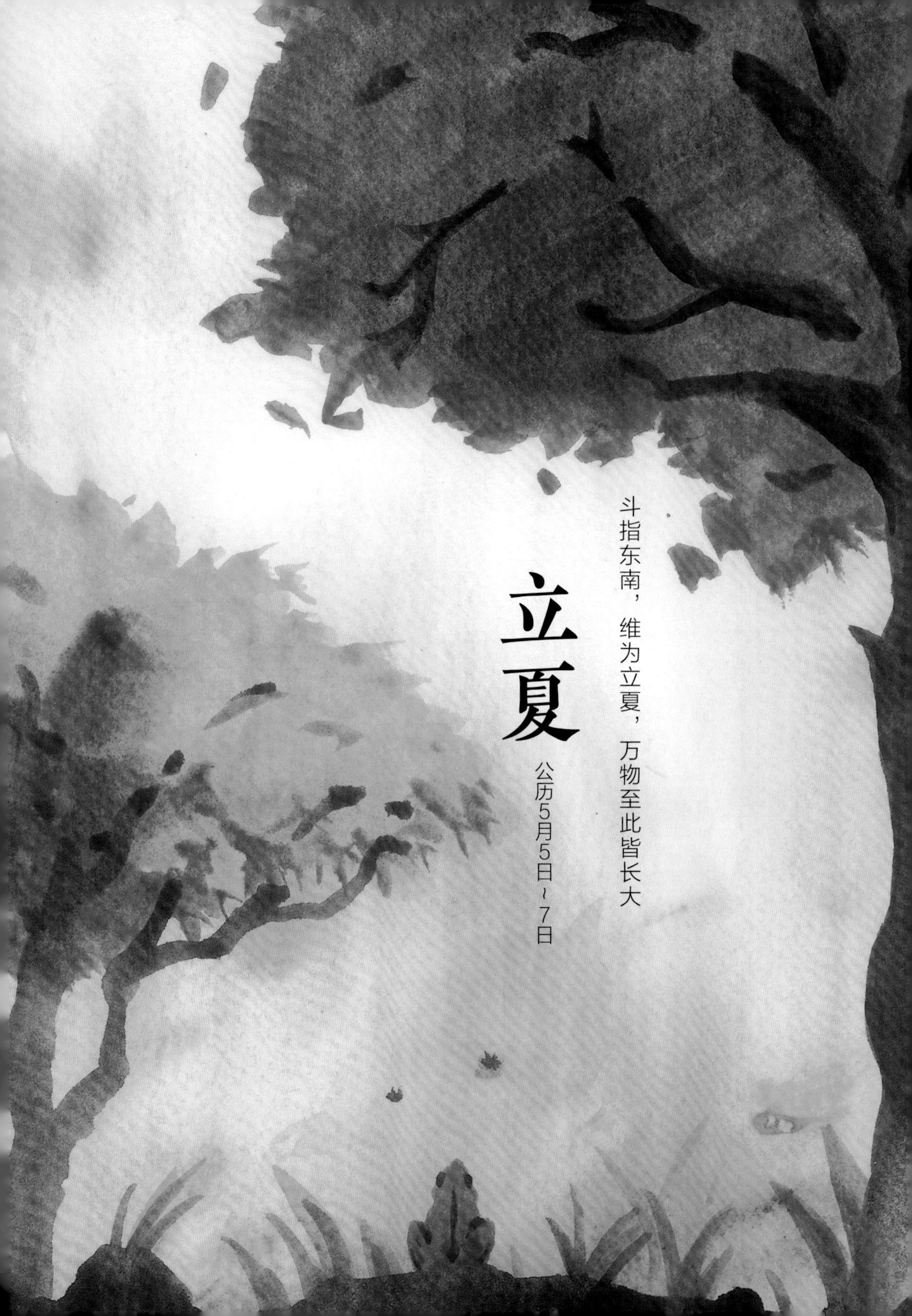

立夏

斗指东南，维为立夏，万物至此皆长大

公历5月5日~7日

立夏是进入夏天的第一个节气，“立”是开始，“夏”是大的意思，表示夏季正式开始。“立夏”代表春天播种的作物长大了，有些已将进入抽穗期。五、六月正值冷暖锋交接期，当冷暖锋面交接并滞留时，阴雨绵绵的天气可长达一个月，正好是梅子成熟的季节，所以称为“梅雨季节”。

立夏起天气逐渐炎热，万物繁茂，五行中夏季属火，与心气相通。此时天地之气相交，白天开始变长，生活规律应和阳气变化一致，早睡早起，保持心境平和，安闲自在最养生。当天气开始变热，容易出汗，而“汗为心之液”，汗水流太多时并非促进代谢，反而容易疲倦，因此要特别注意补充水分及体温调节。

春天过去，进入夏季，中医的观点认为，此时肝气渐弱心气增加，饮食应选择清淡、易消化、富含纤维及适当补充水分的食物，例如芦笋、彩椒、鱼香菜。

中医师推荐养生食材

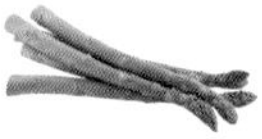

□ 芦笋：味苦甘，性寒凉，能清热生津，且热量低、蛋白质含量丰富。其所含的天门冬酰胺酸，具有消除疲劳、降压、利尿的效果。

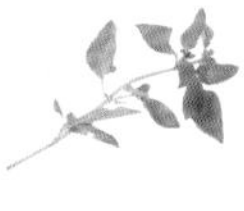

□ 鱼香菜：又名罗勒叶、九层塔，具芳香理气的作用，能调中焦脾胃消食积，消水、行血。民间取鱼香菜的粗茎及根部作为转骨方的引药，具有通经活血的功能，而血虚的人或是月经期间应慎用。

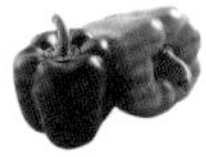

□ 彩椒：富含维生素、茄红素和胡萝卜素，水分多，口感清爽，有助于增加食欲。彩椒是最常发现有农药残留的食物之一，食用前要清洗干净。

立夏 ❶ 芦笋

公历5月5日~7日 · 斗指东南，维为立夏，万物至此皆长大

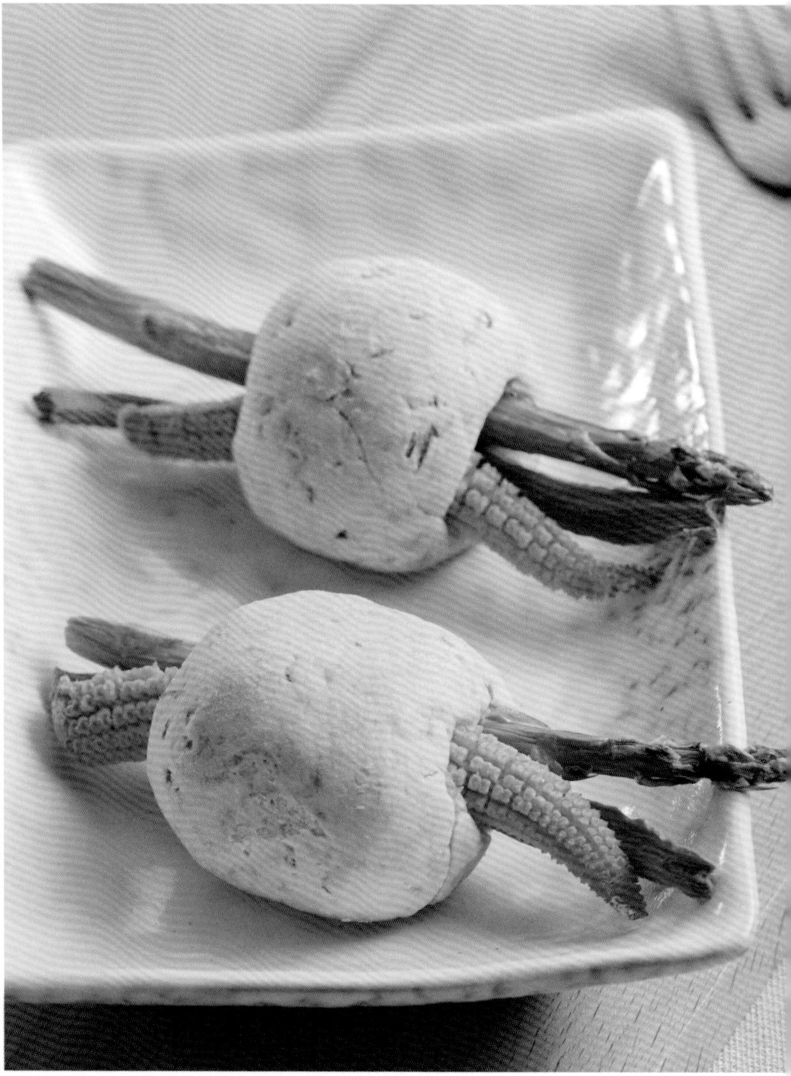

芦笋

芦笋含维生素 C、β-胡萝卜素、钙、铁、磷、钾等。建议不要过度烹调，以免维生素 C 流失，或芦笋变黄。烹调时可用含维生素 E 的食用油，一方面可增加萝卜素的吸收率，另一方面可增加抗氧化的作用。

豆腐团芦笋

准备时间 / 5 min
烹调时间 / 20 min

材料

芦笋 20 g
玉米笋 20 g
胡萝卜棒 20 g
胡萝卜丁 10 g
豆腐 110 g
糯米粉 50 g

调味料

盐 3 g
胡椒粉 2 g

做法

1 将豆腐、糯米粉、胡萝卜丁与全部调味料揉成团状。
2 取适量做法1包裹住芦笋、玉米笋与胡萝卜棒，露出头尾的部分，依序全部完成。
3 放入烤箱以150 ℃预热，烤约15～20 min，即可取出食用。

〔营养成分分析〕

每 1 份量 200 g，本食谱含 4 份。

热量（kcal）	148	脂肪（g）	1.5	反式脂肪（g）	0	糖（g）	0
蛋白质（g）	6	饱和脂肪（g）	0	碳水化合物（g）	27	钠（mg）	375

〔营养师叮咛〕

大暑节气，气候炎热，糯米团加入豆腐可以增加豆香味及蛋白质的摄取，适合需控制血糖的人。使用烤箱烤熟比油炸减少脂肪摄取及油腻感，在大暑节气时可作为一道低热量佳肴。

〔主厨叮咛〕

芦笋根部有纤维较粗糙的地方，可用削皮刀稍稍去除，口感更佳。

立夏 ② 鱼香菜

公历5月5日~7日・斗指东南，维为立夏，万物至此皆长大

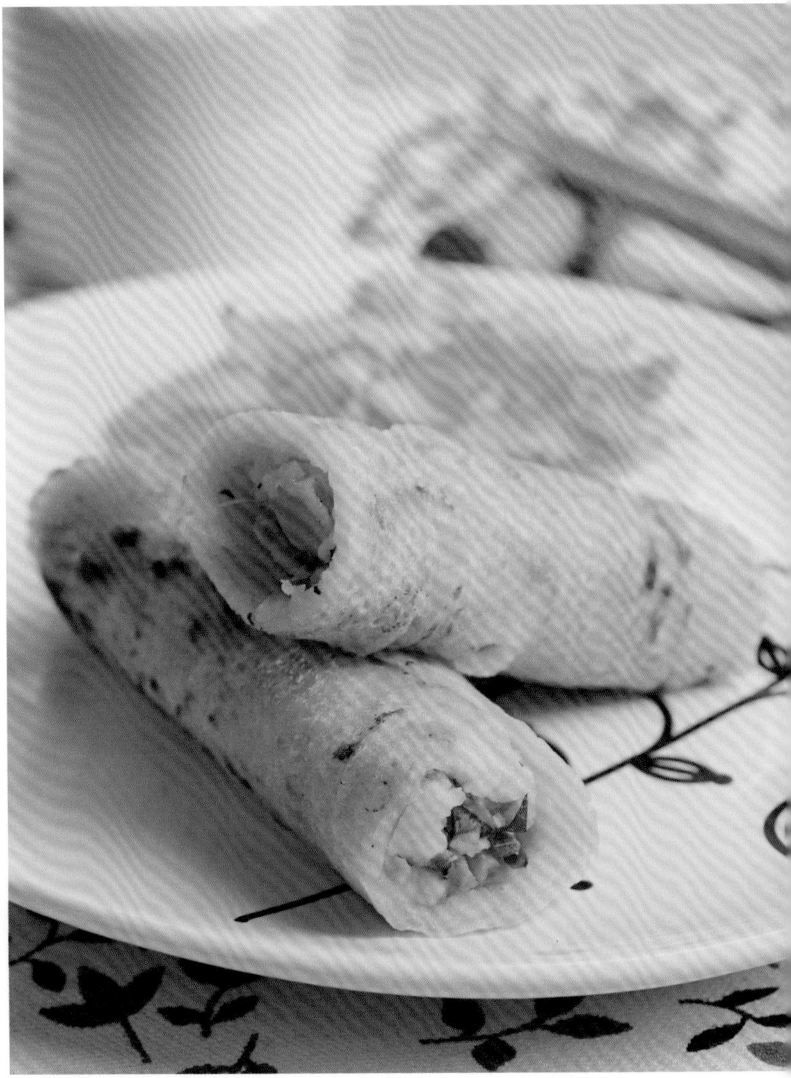

鱼香菜

每 100 克含有热量 28 大卡，蛋白质 2.9 克、铁质 4.7 毫克、膳食纤维 3.4 克，是高铁及高纤蔬菜。鱼香菜具有独特的丁香风味，是接受度很高的辛香蔬菜，且所含微量天然的黄樟素不会致癌，反而是抗癌营养素。

鱼香花式煎饼

准备时间 / 10 min
烹调时间 / 15 min

面糊材料
鱼香菜 10 g
低筋面粉 110 g
植物奶粉 8 g
无铝泡打粉 4 g
盐 1/4 茶匙
水 140 mL

材料
素火腿 20 g
马铃薯 100 g
玉米粒 20 g
植物奶酪丝 20 g

调味料
盐 1/4 茶匙
白胡椒粉 1/4 茶匙

做法

1 鱼香菜、低脂面粉、植物奶粉、无铝泡打粉、盐1/4茶匙、水140 mL混合搅拌均匀成面糊，放置10 min。
2 平底锅预热，先将素火腿炒熟；马铃薯去皮，蒸熟，捣碎成泥状。
3 将素火腿、马铃薯泥、玉米粒、调味料放入容器中拌匀，分成5份内馅。
4 平底锅抹油转小火，取适量面糊下锅呈椭圆饼状，铺上适量植物奶酪丝及1份内馅，待面糊呈金黄色，卷成手卷状，依序全部完成，即可食用。

〔营养成分分析〕

每 1 份量 60 g，本食谱含 5 份。

热量（kcal）	130	脂肪（g）	2.2	反式脂肪（g）	0	糖（g）	0
蛋白质（g）	4.5	饱和脂肪（g）	0.5	碳水化合物（g）	22	钠（mg）	276

〔营养师叮咛〕

气候转换与人体相关联，此节气下受冷暖锋交接的影响，血红素、血容量会忽高忽低地波动。鱼香菜含丰富的维生素A、维生素C，可增强免疫、抗血管氧化能力；含有镁、铁离子，对神经传导及血红素生成有帮助。

〔主厨叮咛〕

制作花式煎饼时，建议摘取鱼香菜嫩叶部分再切末，口感大加分！为避免营养素流失，建议短时间烹调。

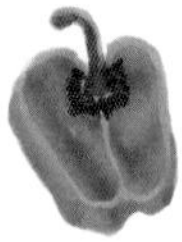

立夏 ③ 彩椒

公历5月5日~7日 · 斗指东南，维为立夏，万物至此皆长大

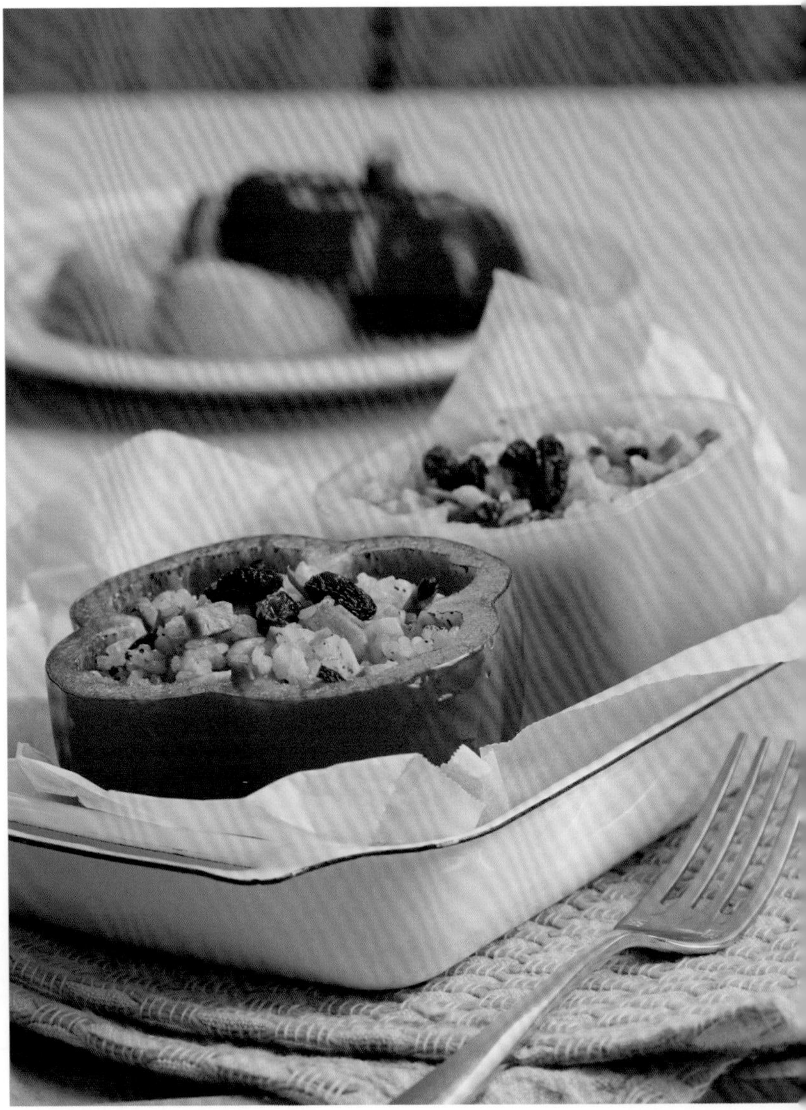

彩椒

甜椒富含 β－胡萝卜素、维生素B族、维生素C、钾、磷、铁等营养素。烹调上搭配油脂拌炒，更能提高对类胡萝卜素的吸收。采买选择上以皮薄肉厚、果面平滑为佳。因蒂头凹陷处易残留较多农药，建议用流动水刷洗干净。

彩椒姜黄镶饭

准备时间 / 15 min
烹调时间 / 20 min

材料

红甜椒 1 颗（约 150 g）
黄甜椒 1 颗（约 125 g）
白饭（冷）100 g
素肉片 15 g
素火腿 10 g
干香菇 1 朵
鲜木耳 10 g
胡萝卜 10 g
金针菇 10 g
葡萄干 5 g
葵瓜子 5 g

调味料

大豆油 15 g
盐少许
姜黄粉 1 g
海苔粉少许

做法

1 红、黄甜椒洗净，从蒂头处大约1/4切开，挖去内囊及籽，备用。
2 素肉片、香菇分别泡水至膨胀后，切粗末，备用。
3 素火腿、鲜木耳、胡萝卜、金针菇分别切粗末，备用。
4 取炒锅倒入大豆油加热，加入做法2爆香，再依序加入做法3、葡萄干、葵瓜子拌炒。
5 加入白饭、姜黄粉拌炒均匀，以少许盐调味，分别盛入甜椒里面。
6 将甜椒盅置入简易烤箱中烤约5 min，使甜椒微软，取出，撒上海苔粉，即可食用。

〔营养成分分析〕

每 1 份量 200 g，本食谱含 2 份。

热量（kcal）	250	脂肪（g）	9.8	反式脂肪（g）	0	糖（g）	1.4
蛋白质（g）	8.5	饱和脂肪（g）	1.4	碳水化合物（g）	32	钠（mg）	62.8

〔营养师叮咛〕

立夏时期天气渐热，饮食上宜以清爽易消化为主。甜椒镶饭以拌炒方式提升食材的香气，并可缩短甜椒入烤箱时间，保留较完整的营养素。用甜椒盛装炒饭除可增加蔬菜摄取量外，微烤后的甜椒亦可让炒饭口感更清爽。

〔主厨叮咛〕

制作炒饭的米饭建议用冷饭，且先松饭后再入锅，比较能拌炒均匀，呈现颗粒分明。

小满

作物饱满，憧憬殷实

公历5月20日~22日

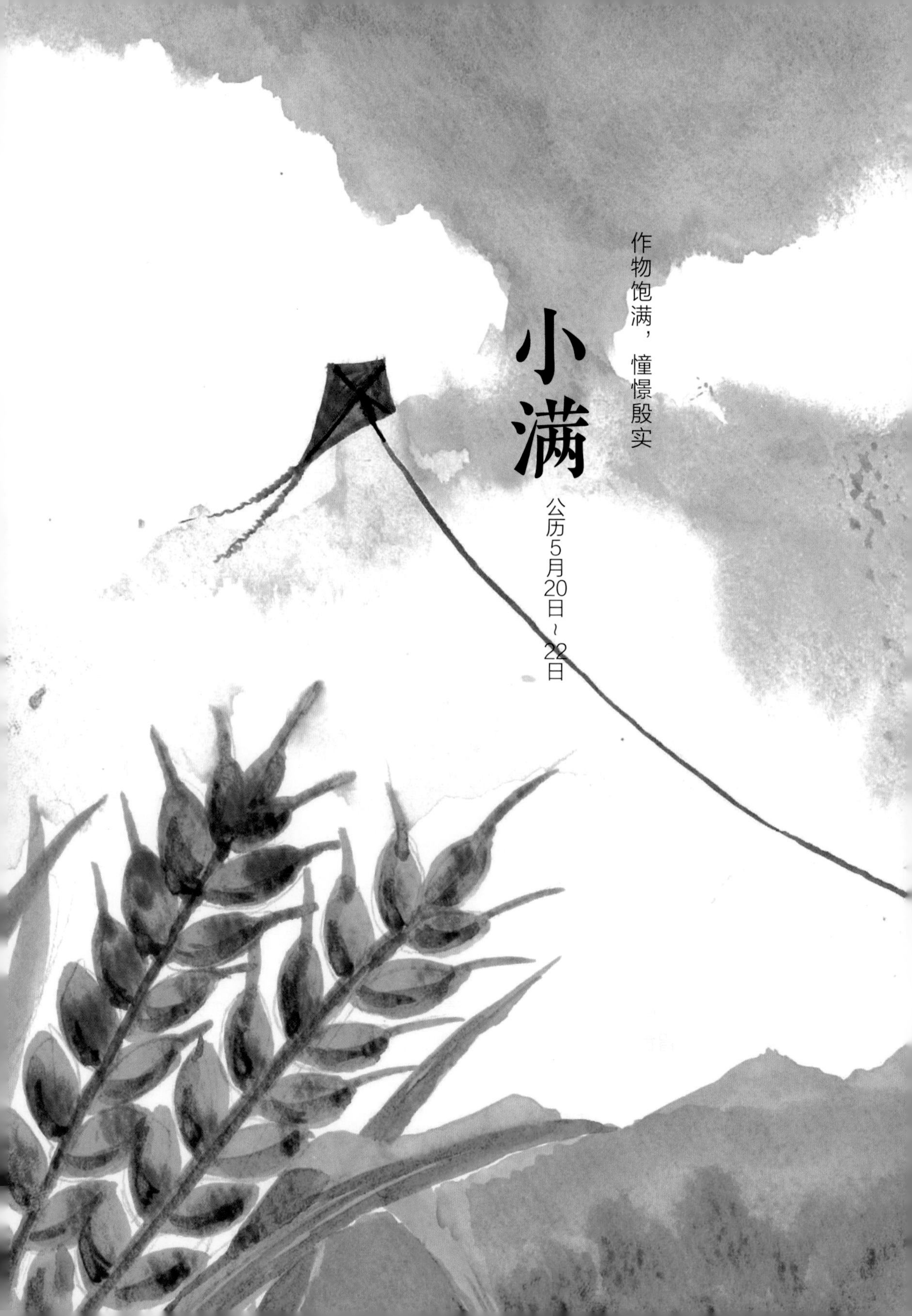

夏季的第二个节气是“小满”。我国北方前一年种植的“冬小麦”麦苗受到融化雪水的灌溉，慢慢地结穗、饱满，“小满”即象征着稻谷行将结实之意。

此时，南方一些农作物也进入乳熟、黄熟期。同时渐渐进入梅雨季节，如果这时候雨水太少，暗示着很有可能会有干旱发生，俗话说：“小满不下，干断塘坝。”

小满后天气转变，气候炎热，雨水繁多，人体则容易因为湿热交杂而烦躁不安，也容易有皮肤疾患或痒疹复发。因此这个时节的饮食要以清爽清淡为主，可常吃清热利湿的食物，例如红豆、冬瓜、大黄瓜。以上这类食物，脾胃较弱的人要适量食用，或在烹调时加些姜黄或姜丝减弱寒性。

中医师推荐养生食材

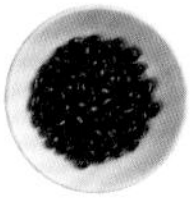

- 红豆：性味甘平，是优良的蛋白质来源。红豆是碱性的豆类，可以中和身体的酸碱质，活化心脏功能，具温补作用。急性肠胃炎、口疮患者不适合食用。

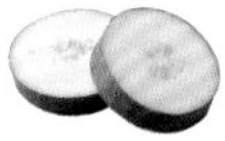

- 冬瓜：味甘淡，具有利水、化咳、止喘、消水等作用，是夏季清热消暑的好食材。其含钠低，对于肾功能差、高血压患者是很理想的蔬菜。

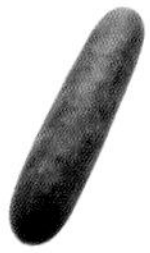

- 大黄瓜：又名胡瓜，具有清热、利水、净化血液及消肿的作用。胃食道逆流、慢性支气管炎患者或生理期前后建议适量食用。

小满

公历5月20日~22日·作物饱满，憧憬殷实

❶ 红豆

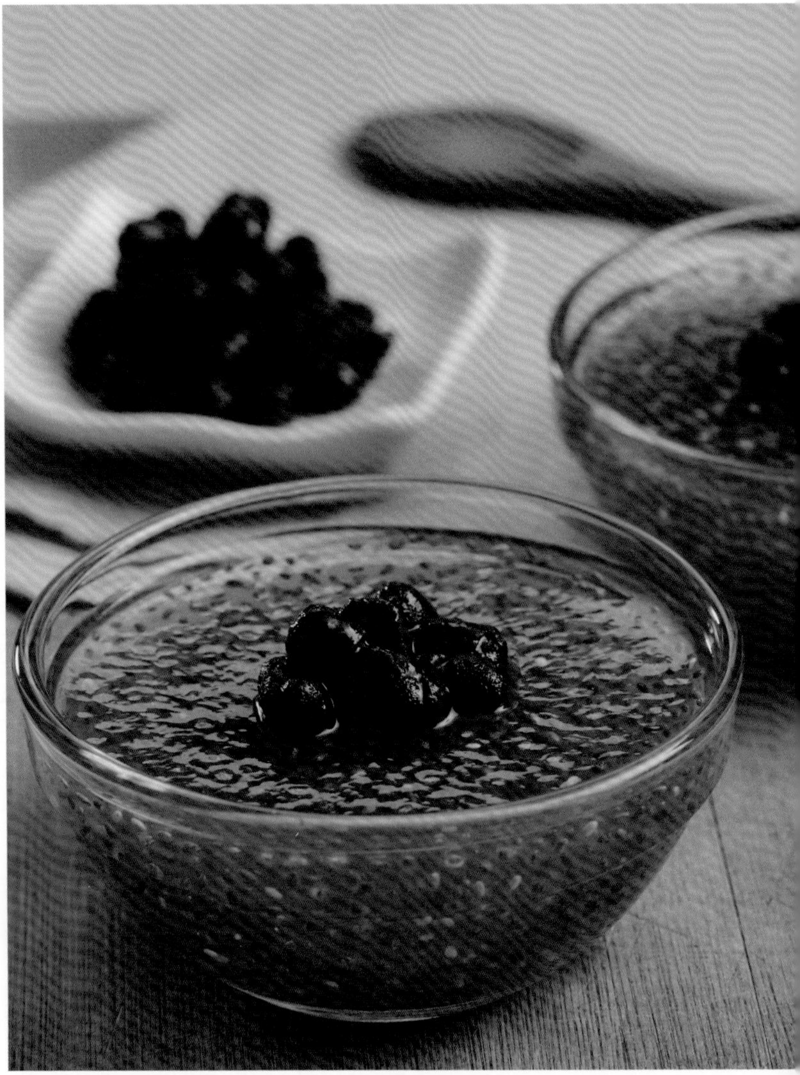

红豆

红豆含有蛋白质、糖类、脂肪、膳食纤维、维生素B族、维生素E、钾、钙、铁、磷、锌等营养素。因红豆含糖量高，和米饭一样同属全谷根茎类，且富含磷离子及钾离子，因此肾脏病及糖尿病患者须控制食用量。

红豆奇亚籽凝冻

准备时间 / 20 min
烹调时间 / 60 min

材料

蜜红豆 60 g
奇亚籽 20 g
绿茶茶包 1 包
吉利 T7 g

调味料

水 550 mL
冰糖 15 g

做法

1 绿茶茶包放入热水150 mL，浸泡约3～5 min。

2 将奇亚籽放入泡好的绿茶中约15～20 min（制作过程中需适度搅拌，使种子充分吸水）。

3 慢慢将冰糖及吉利T，依序溶入剩余的热水中（水温控制在 90℃左右）。

4 将做法2与做法3混合均匀，置于容器中，等待凝结后，放入适量的蜜红豆，即可食用。

〔营养成分分析〕

每 1 份量 150 g，本食谱含 2.6 份。

热量（kcal）	117.3	脂肪（g）	2.3	反式脂肪（g）	0	糖（g）	14.8
蛋白质（g）	3.4	饱和脂肪（g）	0	碳水化合物（g）	19.5	钠（mg）	11.8

〔营养师叮咛〕

炎热潮湿的天气总想来杯沁凉的饮料，冰凉红豆奇亚籽凝冻除了红豆本身具利水作用外，奇亚籽亦提供丰富的Omega-3脂肪酸及膳食纤维。想控制热量者亦可自备无糖红豆汤，或调整冰糖用量。

〔主厨叮咛〕

吉利T比琼脂粉更易溶解，且静置室温下即可凝固，是现代忙碌上班族制作果冻的好帮手。

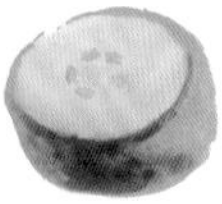

小满

公历5月20日~22日・作物饱满，憧憬殷实

② 冬瓜

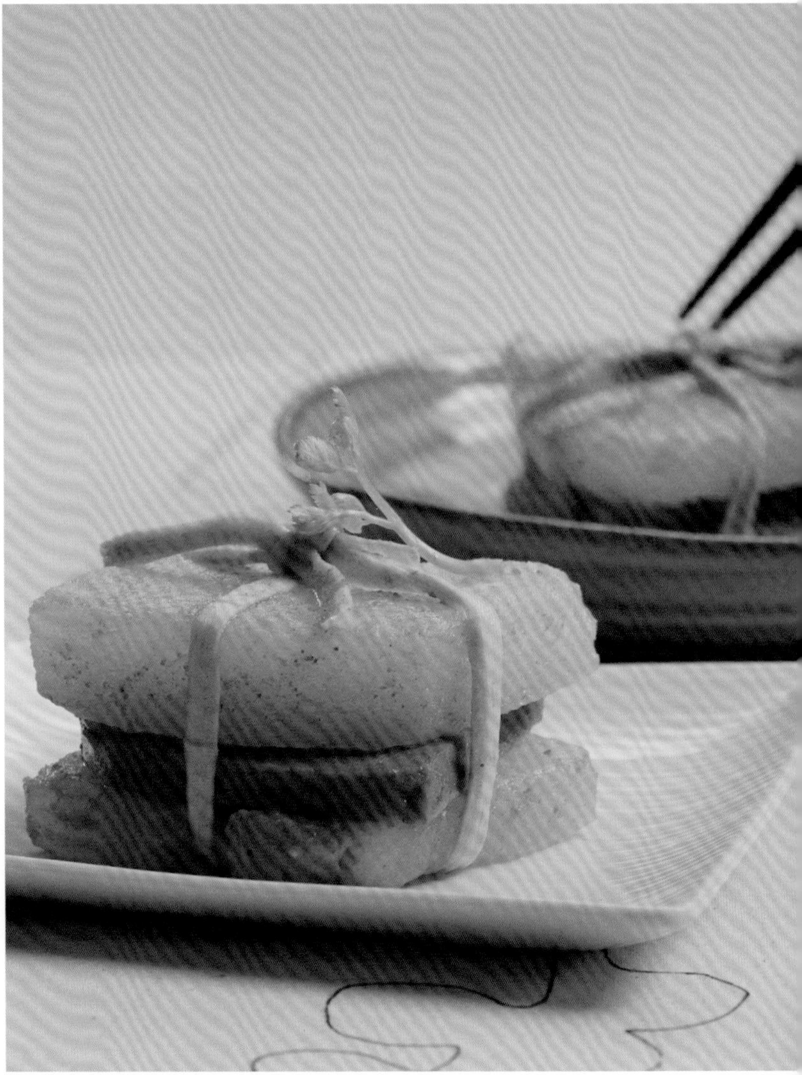

冬瓜

冬瓜钠含量低，含维生素 B_1、B_2、C 及油酸等，具有利水、减少糖类转为脂肪囤积等作用，是减重及慢性肾脏病族群可选择的食材之一。购买时以瓜皮深绿色、瓜瓤空间较大为佳，购买时保留瓜皮及瓜瓤，食用前再去除可保存较久。

姜黄冬瓜烧素火腿

准备时间 / 15 min
烹调时间 / 20 min

材料

冬瓜 100 g
素火腿 30 g
葫芦条 1 条

调味料

水 200 mL
油 1/2 茶匙
姜黄粉 2 g
香菇粉少许
盐少许

做法

1 冬瓜去皮及籽，切成方形厚片状；素火腿切片；葫芦条浸泡水至软，备用。

2 取一块冬瓜片，放上一片素火腿，再压上一块冬瓜片，以葫芦条捆绑，依序全部完成，备用。

3 取一炒锅倒入油及水，放入做法2、姜黄粉、香菇粉及盐煮至熟，即可食用。

〔营养成分分析〕

每 1 份量 75 g，本食谱含 2 份。

热量（kcal）	40	脂肪（g）	1.6	反式脂肪（g）	0	糖（g）	0.4
蛋白质（g）	2.7	饱和脂肪（g）	0.25	碳水化合物（g）	3.3	钠（mg）	129.4

〔营养师叮咛〕

冬瓜是利水消暑的食材，在喜好食用冰品的夏季，将姜黄粉加入冬瓜料理既可稍稍暖胃，又不像咖喱般辛辣刺激，是夏季养生的好食材。

〔主厨叮咛〕

冬瓜皮内侧白皮亦是消暑圣品，大量使用冬瓜时，可将其另制一道凉拌菜。

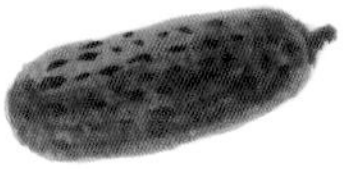

小满

③ 大黄瓜

公历5月20日~22日·作物饱满，憧憬殷实

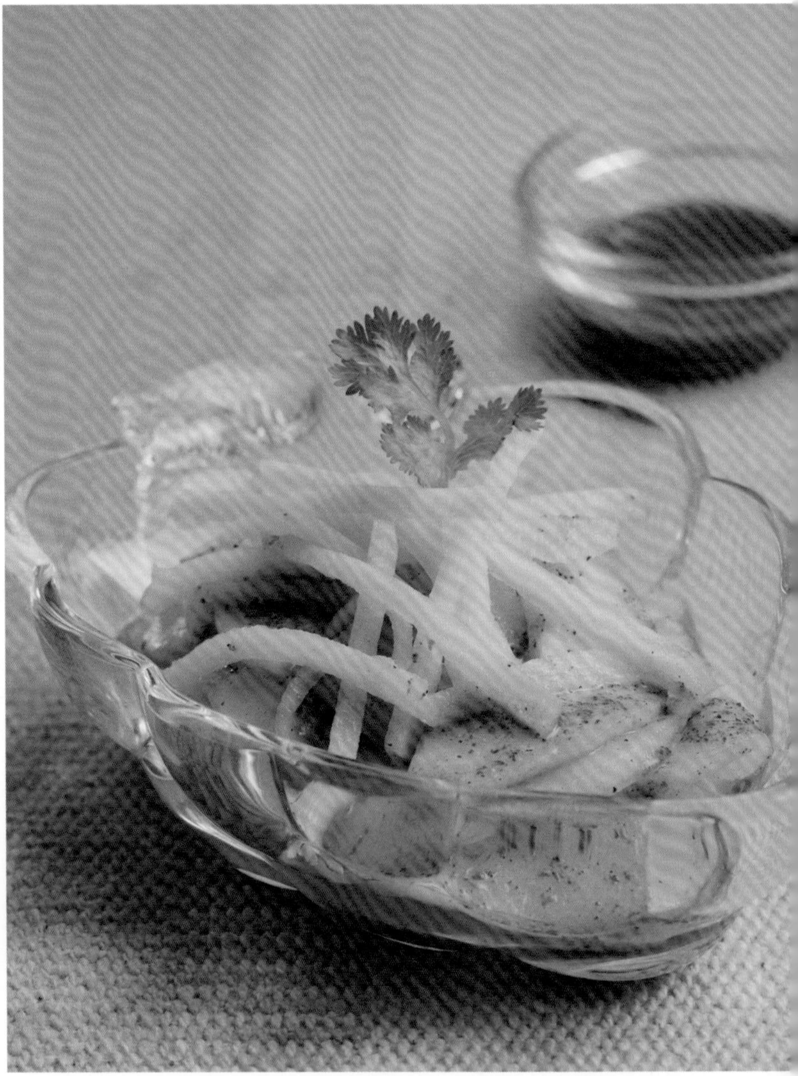

大黄瓜

大黄瓜水分含量高、热量低，含丙醇二酸可抑制糖类转为脂肪，不论是生食或入菜，对于控制体重族而言均是理想食材。采买宜以色泽青绿、具重量感、外形硬挺不皱缩、表皮有凹凸假刺的为佳。

韩式大黄瓜泡菜

准备时间 / 20 min
烹调时间 / 10 min

材料

大黄瓜半条
水梨 2 片

调味料

韩式辣椒粉（细）1 g
冰糖 30 g
味噌 3 g
白醋 100 mL

做法

1 大黄瓜洗净，去皮、去籽，切薄片，以少许的盐抓腌，脱水后备用。
2 水梨去皮、去籽核，切细条备用。
3 韩式辣椒粉、冰糖、味噌、白醋放入容器中拌匀。
4 放入大黄瓜、水梨拌匀，移至冰箱冷藏1～2 h，即可取用。

〔营养成分分析〕

每 1 份量 100 g，本食谱含 3.3 份。

热量（kcal）	99	脂肪（g）	0.2	反式脂肪（g）	0	糖（g）	20.3
蛋白质（g）	0.6	饱和脂肪（g）	0	碳水化合物（g）	24	钠（mg）	698.2

〔营养师叮咛〕

1 市售泡菜大多以萝卜、大白菜或小黄瓜为主材料，但使用夏季盛产的大黄瓜亦不失为一道开胃小菜。
2 这道韩式大黄瓜泡菜的热量及盐分主要来自腌制所用的醋、盐及糖。若以筷子夹取韩式大黄瓜泡菜，则热量及盐分的摄取会减少一半以上。

〔主厨叮咛〕

1 大黄瓜切薄片后，经由多次抓腌、滤水，可让成品脆度提升。
2 因制作过程中未添加防腐剂，最佳赏味期为 3 天。

芒种

银雨预兆丰收，有芒作物成熟

公历6月5日~7日

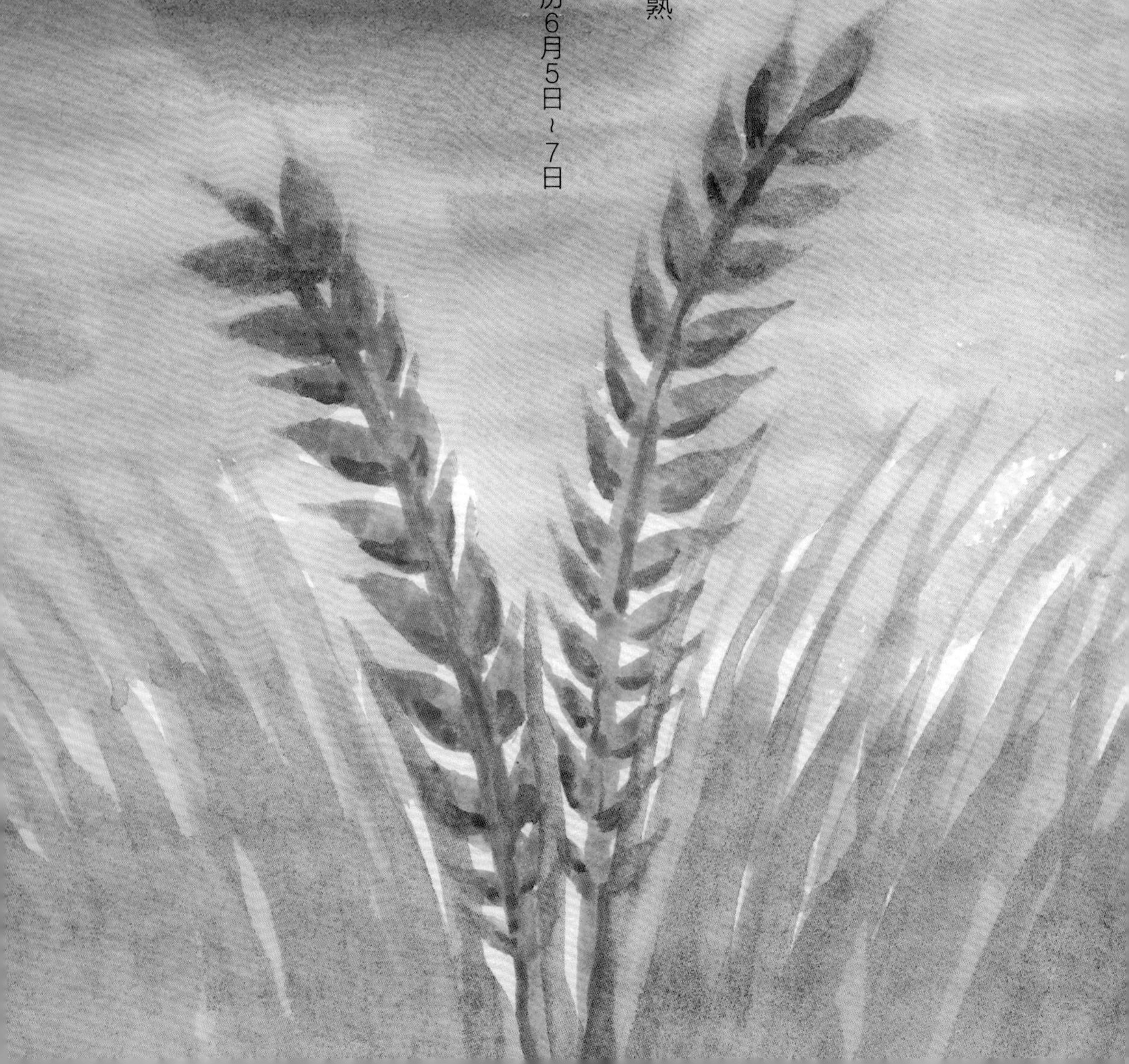

夏季的第三个节气是“芒种”。芒种到了，禾谷类作物结出了带着细芒的谷穗，提醒着午后雷阵雨的来临，以及渐渐炎热起来的天气。

然而“四月芒种雨，五月无干土，六月火烧埔”。接连着梅雨季的这个节气，除了降雨较多带来的潮湿，随之而来的还有逐渐上升的气温。古人将我们的脾胃比喻为长养万物的土地，健康的脾胃能正常地调节暑湿对人体的影响，能将多余的水分和热代谢出人体。若身体的调节力不足，湿热的天气常使人们食欲不振、腹胀、消化不良，也容易出现湿疹、搔痒、足癣等皮肤病症。

因此饮食上便需要十分留意，例如端午节的粽子是糯米制的食品，对脾胃的负担较大，容易造成消化不良，不宜过量食用。而当季所产，口感清爽的小黄瓜、瓠瓜等具有清热祛湿效果，适合在午餐适度地摄取，让我们的脾胃与湿热气候达到和谐的平衡。

中医师推荐养生食材

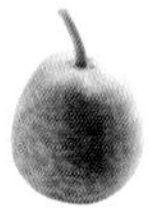

□ 瓠瓜：又名瓠子、蒲瓜，性凉味甘淡，功效为清热、利水、通淋。瓠瓜水分多，热量低，可利尿改善水肿。因其寒凉，脾胃虚寒者不宜多食。

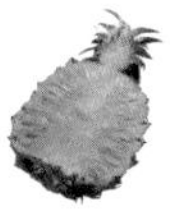

□ 菠萝：又名凤梨，具有补脾胃、固元气的功能，其中所含的菠萝酵素更有助消化、抗凝血、去腥的功能。食用前抹些盐在果肉上，能减少咬舌感。菠萝不适合空腹食用；此外因糖分较高，肥胖及血糖较高者须留意。

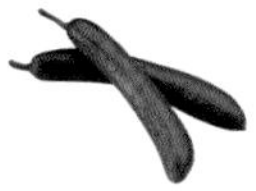

□ 小黄瓜：气味甘寒，含水量高，具有清热、利水、解暑的功效。具生物活性的黄瓜还可以促进代谢，外敷于皮肤有润肤除皱的功能。胃寒者多服易腹泻。

芒种

公历6月5日~7日·银雨预兆丰收，有芒作物成熟

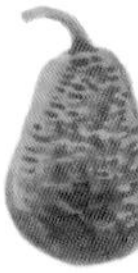

❶ 瓠瓜

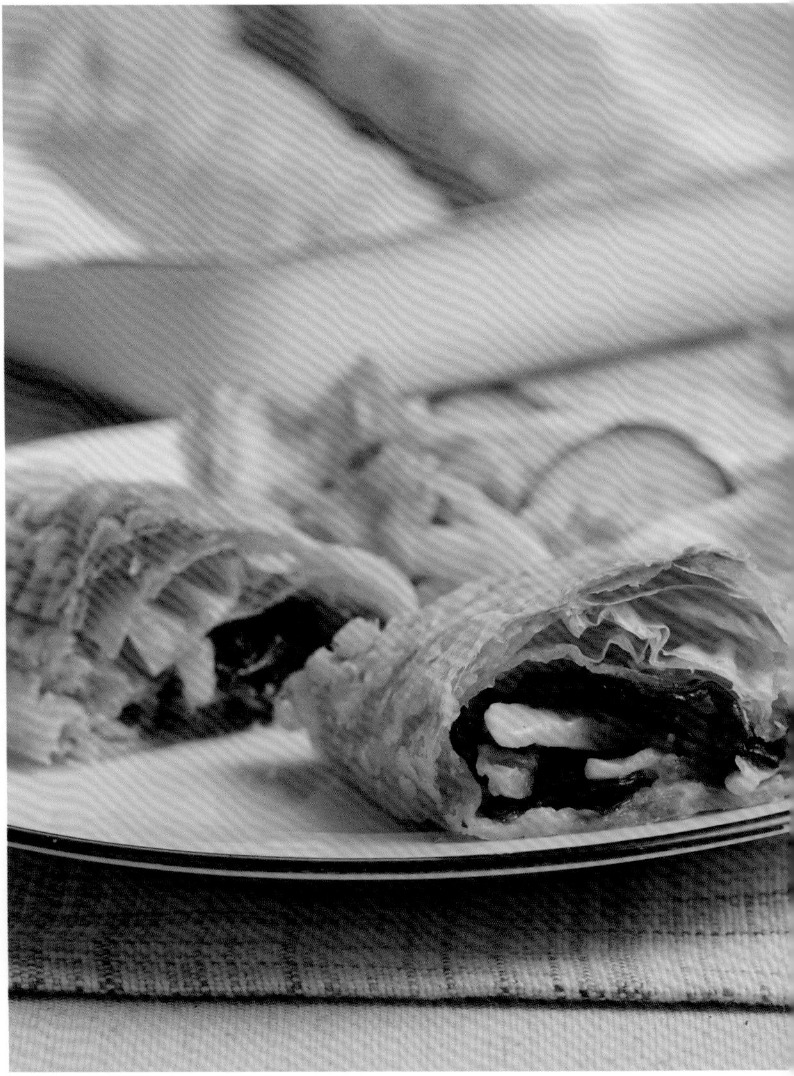

瓠瓜

每 100 克热量仅 19 大卡，含蛋白质 5 克，纤维含量低，属于低渣蔬菜。瓠瓜营养各方面表现平庸，也因此没有什么食用忌口。柔软低调的瓠瓜反而可让更多人多吃几口。

百福起酥咸派

准备时间 / 20 min
烹调时间 / 25 min

材料

瓠瓜 140 g
金针菇 30 g
杏鲍菇 30 g
黑木耳丝 40 g
胡萝卜丝 25 g
植物奶酪丝 20 g
起酥皮 4 片

调味料

盐 2 g
黑胡椒 5 g

做法

1 瓠瓜去皮、刨细丝，加入盐1 g腌至出水后，挤干，备用。
2 金针菇切丝状，与杏鲍菇下锅干炒至干燥，起锅，备用。
3 将瓠瓜丝、做法2、黑木耳丝、胡萝卜丝、黑胡椒及盐1 g拌匀，即成内馅。
4 取一张起酥皮，放入适量的内馅、奶酪丝，对折包好，利用叉子按压（3边）使起酥皮封口，整成派状，依序全部完成。
5 烤箱180 ℃预热后，放入百福起酥咸派烤20～25 min至膨胀成金黄色，即可取出食用。

〔营养成分分析〕

每 1 份量 80 g，本食谱含 4 份。

热量（kcal）	273	脂肪（g）	21.4	反式脂肪（g）	0	糖（g）	0
蛋白质（g）	4.1	饱和脂肪（g）	16.6	碳水化合物（g）	16.4	钠（mg）	173.6

〔营养师叮咛〕

芒种气候雨水变多，阳光充足，部分叶菜类不耐强烈日晒、产量减少，带梗的或瓜果类却开始饱满鲜甜。瓠瓜可以利水消肿、增强机体免疫功能，同时也含有丰富的维生素C，能促进抗体的合成，提高人体抗病毒能力。

〔主厨叮咛〕

制作百福起酥咸派内馅时，食材一定要尽量使之干燥，成品才有酥脆清爽的口感。

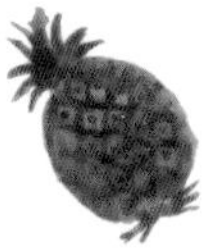

芒种

公历6月5日~7日·银雨预兆丰收，有芒作物成熟

② 菠萝

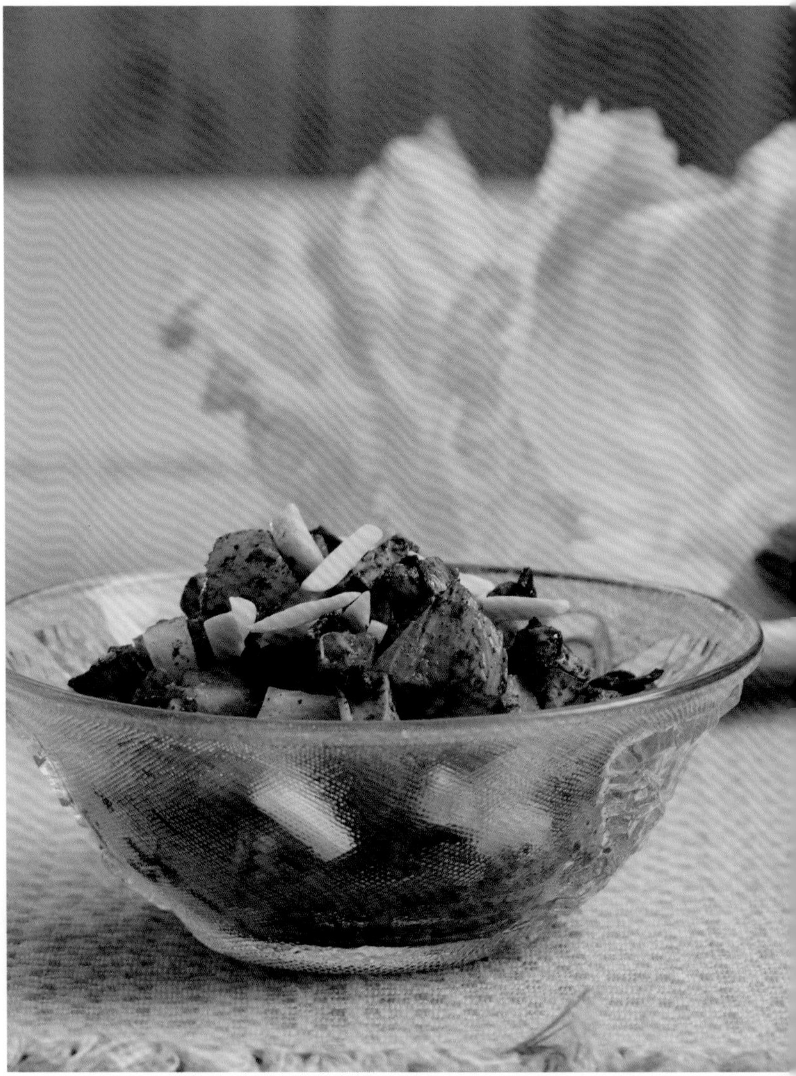

菠萝

每100克含热量51大卡，碳水化合物13.6克，膳食纤维1.1克。甜味来源为30%葡萄糖、30%果糖和40%蔗糖。含有菠萝蛋白酶，促进消化吸收，可与油腻食物一起料理，帮助消化吸收。

菠萝素松

准备时间 / 5 min
烹调时间 / 15 min

材料

豆干丁 110 g（约 3 片）
菠萝丁 155 g
金针菇 60 g
杏仁条 20 g
杏鲍菇 90 g
生菜叶 4 片
黑木耳末 60 g

调味料

黑（或白）芝麻酱 20 g
盐 2 g

做法

1 金针菇、杏鲍菇分别切成小段；杏仁条用小火干锅炒香，盛起，备用。
2 取一平底锅加入油烧热，加入豆干丁炒香后，放入金针菇、杏鲍菇、黑木耳末炒拌。
3 再放入菠萝丁、黑芝麻酱、盐拌匀后起锅，撒上杏仁条，搭配生菜叶，即可食用。

〔营养成分分析〕

每 1 份量 90 g，本食谱含 8 份。

热量（kcal）	176	脂肪（g）	9.6	反式脂肪（g）	0	糖（g）	0
蛋白质（g）	9.6	饱和脂肪（g）	0.01	碳水化合物（g）	13	钠（mg）	123.5

〔营养师叮咛〕

芒种约在端午节前后，天气已进入典型夏季，湿气高，易感到身心倦怠、精神散漫，因此要特别提升免疫力。菠萝除了含有维生素B_1可消除疲劳、改善腹泻，其特别的酵素还能分解蛋白质，帮助人体对蛋白质的吸收消化。

〔主厨叮咛〕

市售的菠萝罐头制作过程中蛋白活性酵素会受到破坏，建议选择新鲜菠萝为佳。

芒种 ③ 小黄瓜

公历6月5日~7日 · 银雨预兆丰收，有芒作物成熟

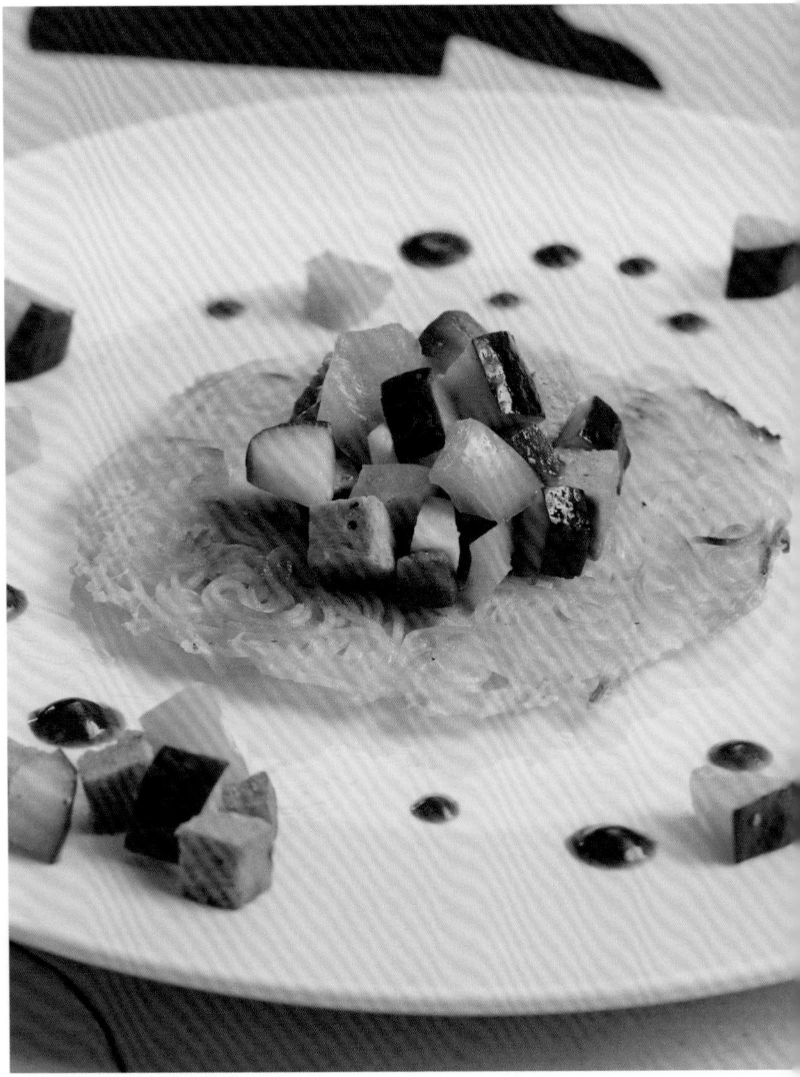

小黄瓜

瘦身蔬菜小黄瓜每 100 克热量 13 大卡，含膳食纤维 1.3 克，是高纤蔬菜之一。小黄瓜大多当作配角，增加菜肴爽口度，或作为腌制小菜。营养价值中因有丙醇二酸，可抑制糖类转化成脂肪，吃得太甜时记得啃条小黄瓜。

黄金飞盘

准备时间 / 10 min
烹调时间 / 18 min

材料

面线 120 g
杏鲍菇丁 30 g
小黄瓜丁 45 g
红甜椒丁 25 g
黄甜椒丁 25 g
素火腿丁 30 g
色拉油 3 g
玉米粉水适量

调味料

黄砂糖 5 g
番茄酱 10 g
乌醋 10 g

做法

1 将面线放入滚水中煮至熟，捞起，浸泡冷水放凉，沥干，备用。

2 取一炒锅加入油热锅，放入杏鲍菇丁、小黄瓜丁、红黄甜椒丁、素火腿丁拌炒至有香气。

3 倒入糖醋酱料拌炒均匀，放入玉米粉水勾芡，盛盘，备用。

4 平底锅抹油，取适量的面线下锅整成圆饼状，煎至两面金黄色，依序全部完成，搭配做法3配料，即可食用。

〔营养成分分析〕

每 1 份量 85 g，本食谱含 4 份。

热量（kcal）	206	脂肪（g）	3.4	反式脂肪（g）	0	糖（g）	0.2
蛋白质（g）	4.6	饱和脂肪（g）	0.2	碳水化合物（g）	39	钠（mg）	976

〔营养师叮咛〕

芒种时气温高，且伴随午后雷阵雨。弥漫湿热之际，清爽的小黄瓜就很适合作为开胃料理，富含膳食纤维、维生素A、维生素C、钾、钙、铁等，可促进食欲、调节消化系统，并可延缓脂肪形成，有助于降低胆固醇。

〔主厨叮咛〕

小黄瓜、甜椒拌炒时间不要太久，才能保有蔬菜清脆的口感，营养素也不会因为久煮而流失。

夏至

昼长夜短，骄阳如火

公历6月20日~22日

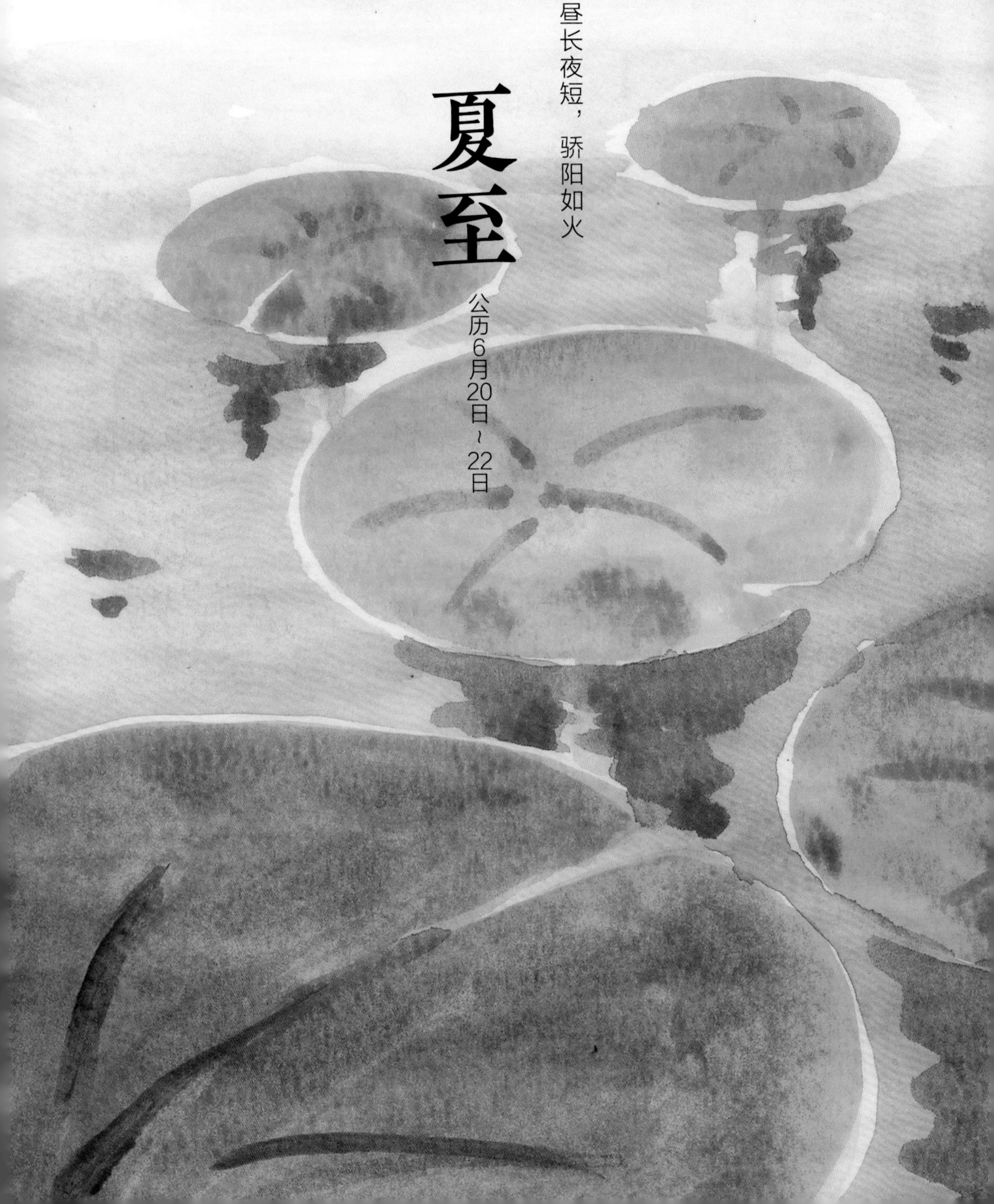

夏季的第四个节气是“夏至”。夏至，是一年之中白昼最长的一天，农人们正忙着一期作物的采收，以及二期早植作物的播种。正如俗谚所说的，“夏至早晚锯”,“夏至，种籽齐去”。

此时的降雨形态，正是“西北雨，落不过田岸”的急骤区域性降雨，也在炎热的夏日中带来了一丝凉意。夏至虽然不像小暑、大暑这两个节气那么炎热，但仍容易使人感到慵懒，或是食欲不振。这时候依循着古代传统，在夏至时节里吃个清爽的面食，是不错的选择。

中医理论认为，汗液会带走人体的“气”与“津液”，因此容易有倦怠、烦闷、烦躁等症状出现。适度的休息，及足够的水分补充，显得十分重要。饮水的部分要特别注意，避免冰凉的饮料或一次大量饮用，才不至于让原本高温运作的身体，因为骤降的温度而受损。至于餐桌上的开胃推荐菜单，如当令的丝瓜、莲子、紫菜都是此一时节的最佳选择。

中医师推荐养生食材

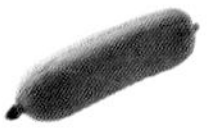

- 丝瓜：甘凉而富含水分，具有清热化痰、止咳通络的功效。脾胃虚弱容易腹泻者要留意，吃太多可致滑肠腹泻。

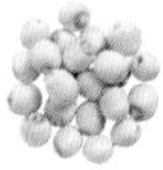

- 莲子：味甘、涩，性平，具有养心益肾、补脾止泻的功效，但若是肠胃痞胀、大便干燥者不宜多服。

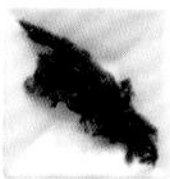

- 紫菜：性味甘，咸而寒，具有清热除烦的功用。紫菜含高碘，常用于治疗或预防甲状腺肿大。紫菜偏寒，多食容易造成胀气腹痛，脾胃虚者需多加留意。

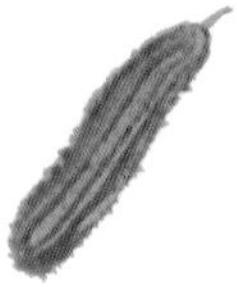

夏至

公历6月20日~22日·昼长夜短，骄阳如火

❶ 丝瓜

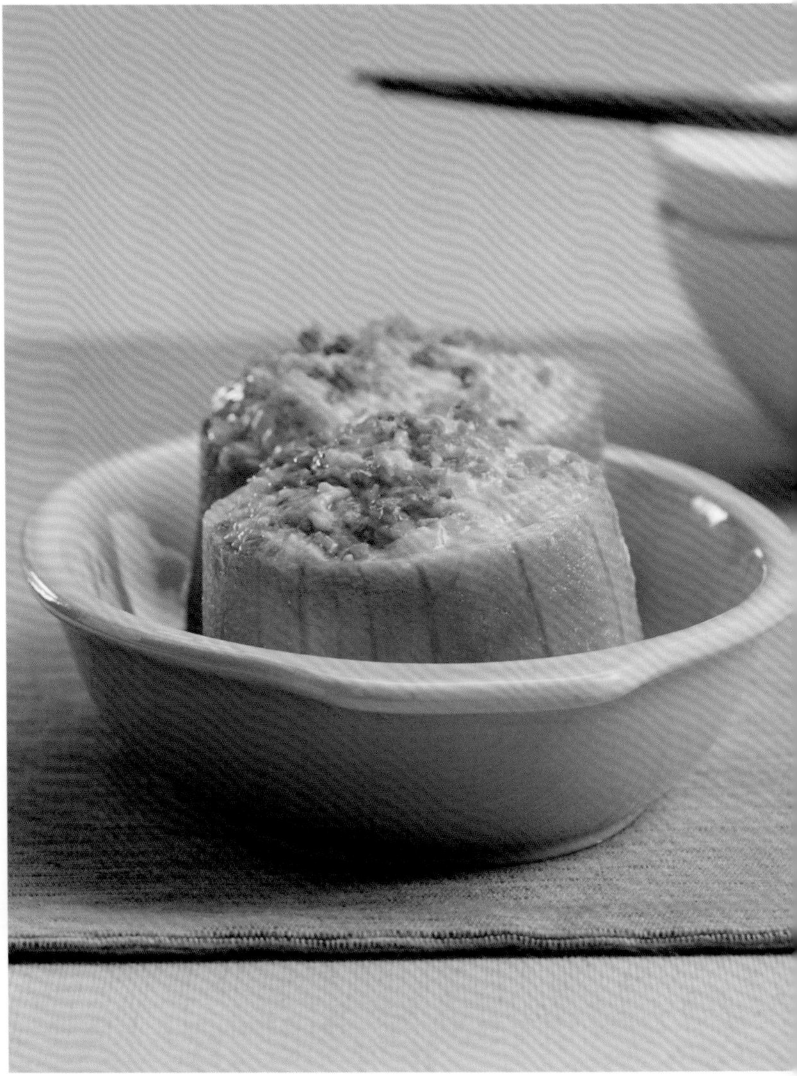

丝瓜

每100克含热量17大卡，蛋白质1.1克，膳食纤维1克。温和、柔韧、润滑度好的丝瓜，非常适合老年人口干、牙口差者，可切小块食用。丝瓜含有皂素，务必煮熟享用。

丝瓜镶豆腐

准备时间 / 10 min
烹调时间 / 15 min

材料

丝瓜 100 g
生香菇丁 25 g
胡萝卜丁 20 g
素火腿丁 35 g
豆腐 130 g
玉米粉 30 g

调味料

盐 3 g
白胡椒 1 g
素蚝油 3 g

做法

1 丝瓜削皮，洗净，切成段状，把中间的籽囊挖空，备用。

2 生香菇丁、胡萝卜丁、素火腿丁、豆腐、玉米粉和全部调味料放入容器中拌匀，即成馅料。

3 取适量馅料揉成团状，塞入丝瓜肚内，依序全部完成，移入蒸笼中，蒸15 min左右至熟，取出即可食用。

〔营养成分分析〕

每 1 份量 120 g，本食谱含 3 份。

热量（kcal）	114	脂肪（g）	3.6	反式脂肪（g）	0	糖（g）	0
蛋白质（g）	6	饱和脂肪（g）	0	碳水化合物（g）	15	钠（mg）	496

〔营养师叮咛〕

端午节刚过，夏至就来报到，宣告着气温要节节升高啰！丝瓜的低热量、高含水量可增加饱足感，内含的核黄素可保持神经机能正常，防止疲劳。提醒丝瓜煮熟后再食用，以防其中的植物黏液及木胶质刺激肠胃。

〔主厨叮咛〕

建议丝瓜挖空时，需保持一定的厚度，避免丝瓜因蒸熟而软塌。

夏至 ❷ 莲子

公历6月20日~22日 · 昼长夜短，骄阳如火

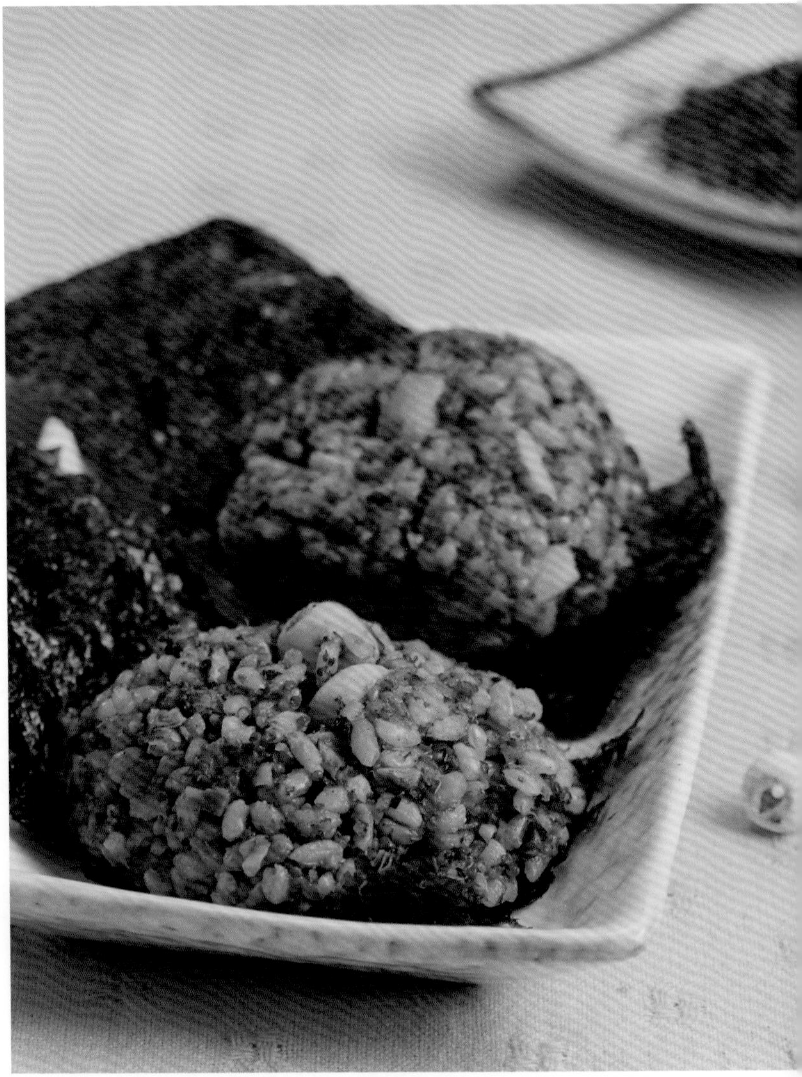

莲子

莲子是荷花的种子，月饼的莲蓉馅也是用莲子制作出来的；干燥的莲子要浸泡后才容易煮软，莲子中间青绿色的胚芽（莲芯）要去除，否则会有苦味哦！

莲子红藜矶边烧

准备时间 / 10 min
烹调时间 / 15 min

材料

莲子 30 g
红藜麦 15 g
糙米 80 g
白米 80 g
干香菇 30 g
油 15 g
韩式海苔 30 g

调味料

海盐 2 g
胡椒粉少许
水 200 mL

做法

1 莲子、糙米、白米洗净后加水浸泡1 h，加入洗净的红藜麦及水，用电饭锅蒸煮至熟。

2 干香菇泡水至软，切末，爆香，放入莲子红藜饭中拌匀。

3 趁热加入海盐、胡椒粉调味。

4 将韩式海苔撕下小片，包入莲子红藜饭，即可食用。

〔营养成分分析〕

每 1 份量 135 g，本食谱含 4 份。

热量（kcal）	155.6	脂肪（g）	3.2	反式脂肪（g）	0	糖（g）	0
蛋白质（g）	5.1	饱和脂肪（g）	0.1	碳水化合物（g）	28.6	钠（mg）	145.9

〔营养师叮咛〕

莲子含有蛋白质、维生素B_2、维生素E、膳食纤维、钙、铁、钾等营养成分，同时有活化体内酵素、维持神经传导等功能。红藜麦富含纤维素、钙、镁、钾及蛋白质、甜菜色素等，是抗氧化、抗癌、预防便秘的好帮手。

〔主厨叮咛〕

1 红藜麦清洗：红藜麦颗粒细小，会浮在水面，用水清洗后用筛网过滤即可。

2 海苔包裹饭后要立即食用，以免海苔变软。

3 如果用的是新鲜莲子，则不需要加水浸泡，直接和米一起蒸熟即可。

4 海盐最后再加，可以减少盐的用量，达到低钠的效果！

夏至

公历6月20日~22日·昼长夜短，骄阳如火

③ 紫菜

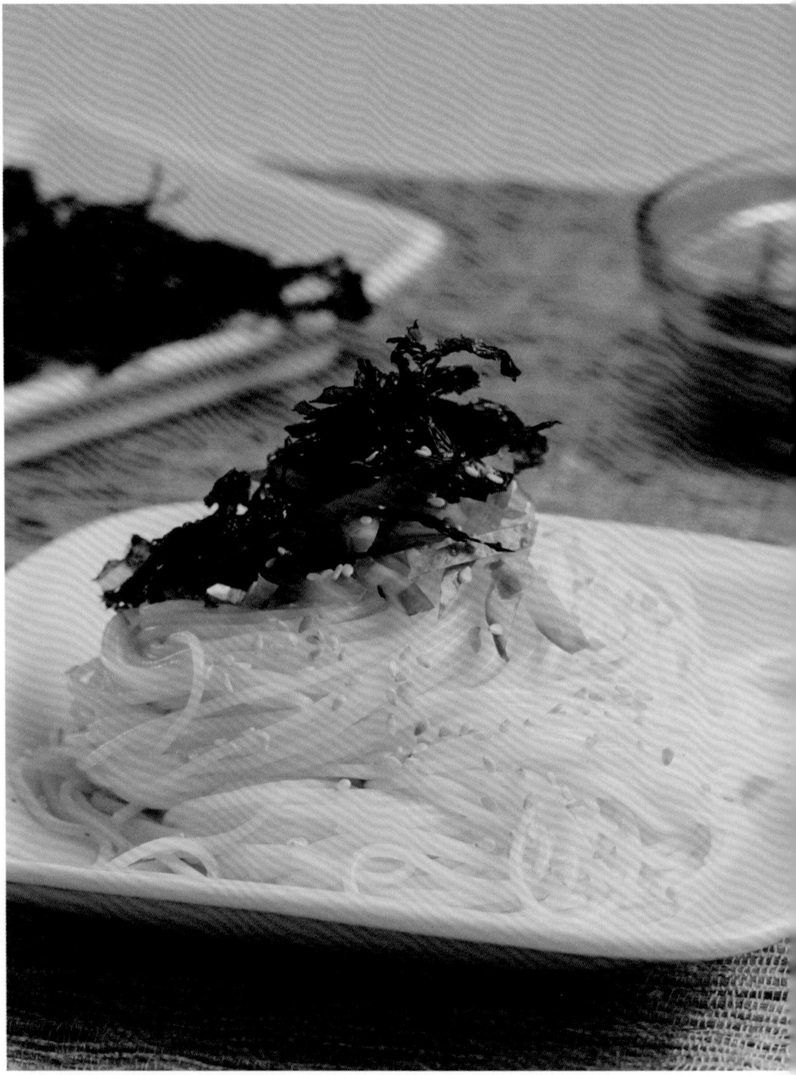

紫菜

紫菜属于“藻类”，是素食饮食重要的维生素B族及锌的食物来源。全素者建议每天摄取一些藻类，以达到中国居民膳食营养素参考摄取量（DRIs）哦！

夏日米线佐紫菜酥

准备时间 / 15 min
烹调时间 / 10 min

材料

紫菜 12 g
越南米线 100 g

调味料

海盐 2 g
芝麻 4 g
胡椒粉少许
昆布酱油 40 g
麻油 4 g
芥末 20 g
糖（或蜂蜜）少许

做法

1 紫菜两面抹上麻油，用小烤箱烤2 min（或用干锅炒至酥）。
2 撕成小片后，撒上海盐及胡椒粉，混匀成为紫菜酥。
3 芝麻用汤匙压破，加入昆布酱油、芥末、少许糖调成芥末酱汁。
4 越南米线用冷水浸泡15 min，放入滚水中煮软，立即取出，浸泡冷开水至凉。
5 将越南米线放入盘中，淋上芥末酱汁，撒上紫菜酥，即可食用。

〔营养成分分析〕

每 1 份量 70 g，本食谱含 4 份。

热量（kcal）	99.5	脂肪（g）	2.7	反式脂肪（g）	0	糖（g）	42.5
蛋白质（g）	181.3	饱和脂肪（g）	0.3	碳水化合物（g）	7.1	钠（mg）	684.3

〔营养师叮咛〕

紫菜含有纤维素、维生素A、维生素B族、维生素C、磷、铁、β-胡萝卜素、碘、红藻素、胶质等营养素，对于预防便秘、贫血及维护甲状腺的健康很有帮助。

〔主厨叮咛〕

1 烤紫菜时要注意时间，烤过久容易焦。
2 紫菜酥要在吃前才放入，以免软化影响口感。
3 可依个人口味搭配小黄瓜丝、胡萝卜丝等蔬菜一起食用。

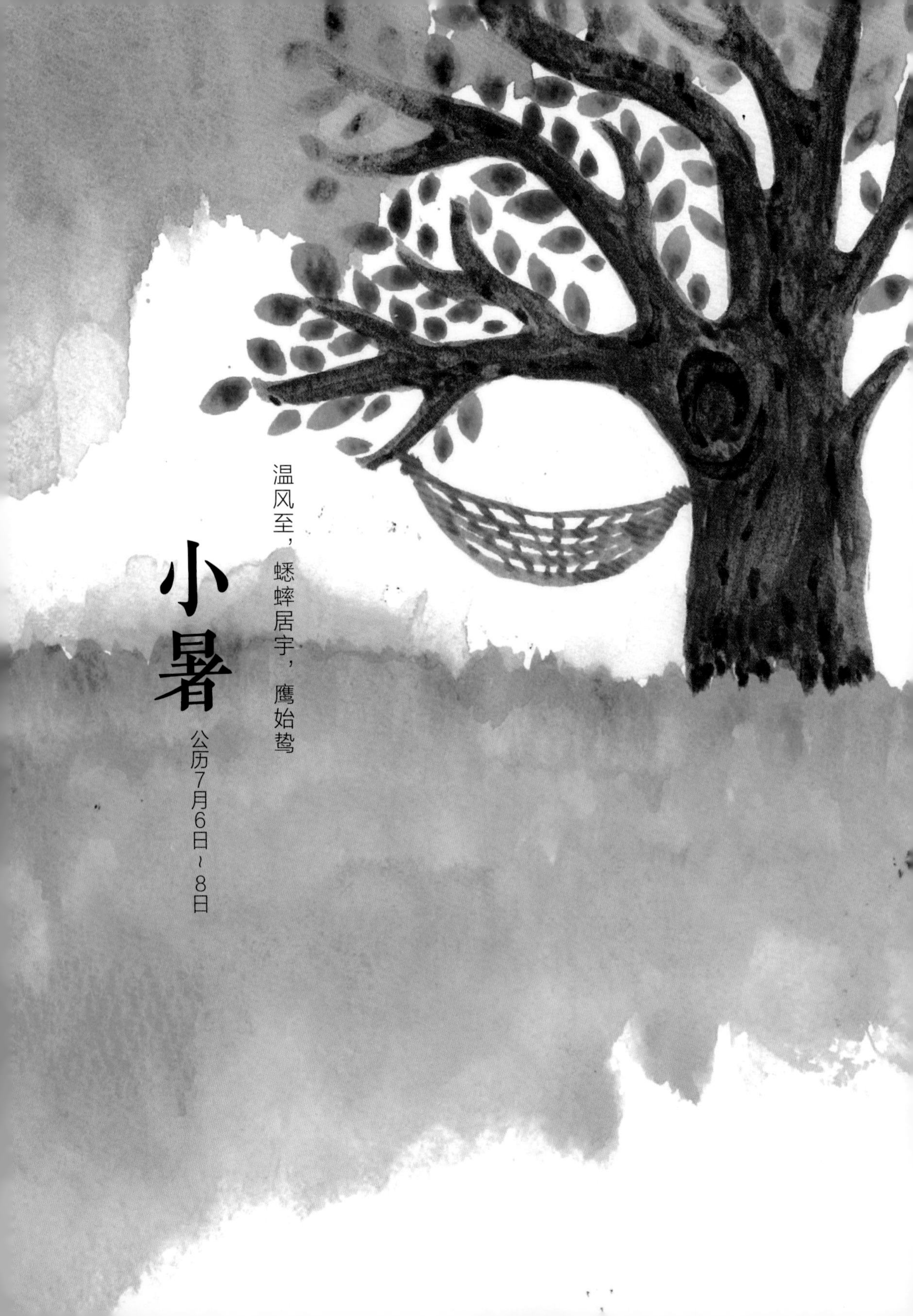

小暑

温风至，蟋蟀居宇，鹰始鸷

公历7月6日~8日

夏季的第五个节气是“小暑”。古代历书载：“斗指辛为小暑，斯时天气已热，尚未达于极点，故名小暑。”因此，“小暑”养生的原则就是避免过度曝晒在高温环境中，并多补充身体流失的水分与电解质，食材选择以清爽凉口、利湿清热的瓜类蔬果为主，例如丝瓜、黄瓜、瓠瓜、冬瓜等，其中更以苦瓜效果最佳。

另外在小暑时节，因为蒸发作用旺盛，常有午后雷阵雨，形成既湿又热的气候，老祖先有“冬不坐石，夏不坐木”之说，其原因在于表面看似干燥的枯木，里头却蕴含着水湿瘴气。在饮食上同样也要避免因为天热贪凉而过度嗜冰饮冷，阻碍身体内的阳气运作，使湿气积聚在体内。若湿气太重，身体会感觉又闷又热，妇女甚至会有白带的困扰，此时在料理中加些辛温的佐料，可以微微发汗帮助水分代谢，举例来说：四季豆、包菜、空心菜搭配辣椒、葱花、姜丝、蒜末、豆豉等，都能开胃、除湿、助消化。

中医师推荐养生食材

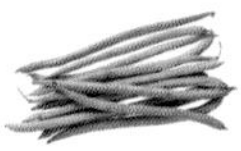

□ 四季豆：含有皂苷和血球凝集素等成分，不可生吃，以免刺激肠胃道，造成呕吐、腹泻、溶血性贫血等不适反应。

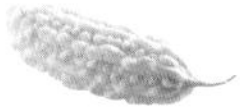

□ 苦瓜：味苦，性寒凉，能降肝火、祛热邪、开胃气、厚脾胃。常心烦易怒、便秘、口气重困扰者最宜。

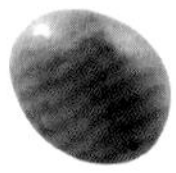

□ 杧果：是温热食物，吃多易“上火”，或积聚在肠胃产生“湿气”，造成肠胃不适、身体困重、皮肤过敏或瘙痒症状，建议酌量食用。

小暑

公历7月6日~8日 · 温风至，蟋蟀居宇，鹰始鸷

❶ 四季豆

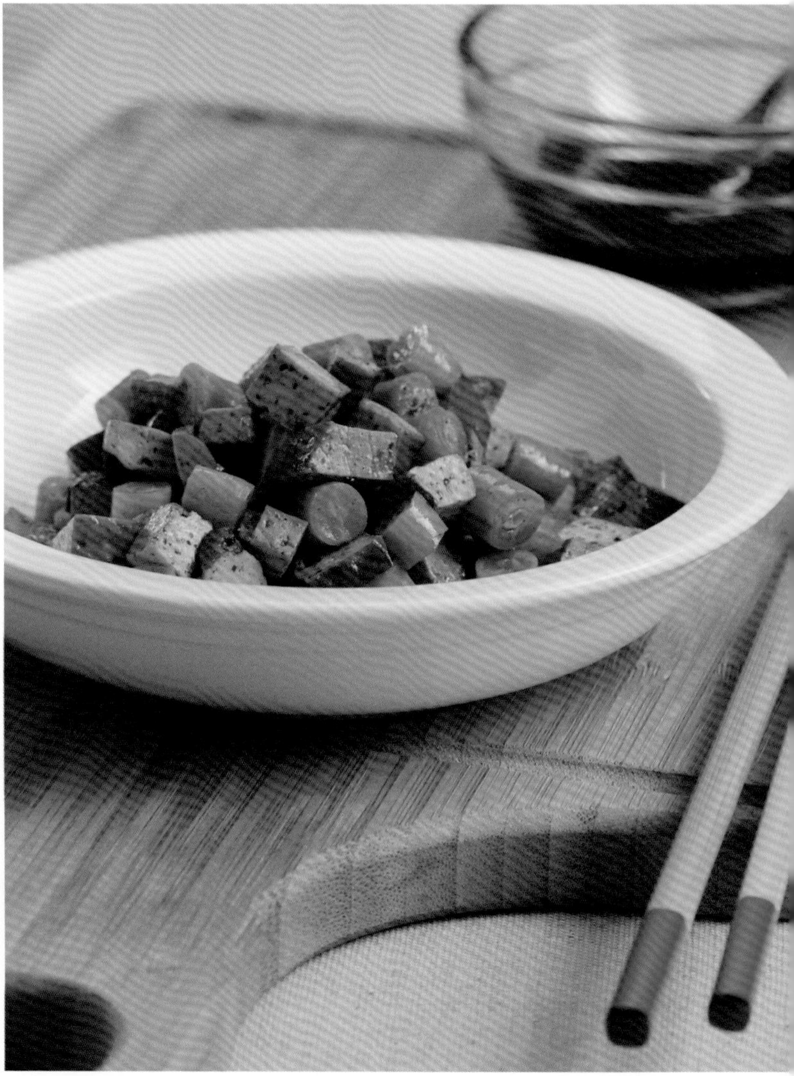

四季豆

四季豆侧边含有粗纤维，如果不太会撕，汆烫过就很好撕下来！四季豆水分较少，汆烫杀青后，可作为自制冷冻蔬菜，很适合作为台风季的备用菜，或者切碎做成饺子，也非常方便美味哦！

川味四季豆拌酱

准备时间 / 10 min
烹调时间 / 5 min

材料

四季豆 200 g
豆干 120 g

调味料

麻辣酱 15 g
酱油 20 g
盐 2 g
水 80 mL

做法

1 四季豆洗净，切小丁；豆干洗净，切小丁。
2 取炒锅放入少许油，加入麻辣酱炒香，放入四季豆、豆干丁、酱油拌炒。
3 倒入水煮至入味，加入盐调味，盛入盘中，即可食用。

〔营养成分分析〕

每 1 份量 110 g，本食谱含 4 份。

热量（kcal）	86	脂肪（g）	4.2	反式脂肪（g）	0	糖（g）	0
蛋白质（g）	10	饱和脂肪（g）	0.6	碳水化合物（g）	6.2	钠（mg）	730.8

〔营养师叮咛〕

四季豆又称菜豆、芸豆、敏豆，原产于热带美洲，含有维生素B_1、维生素C、钙、磷、铁等营养元素；微辣的口感可以刺激食欲，最适合炎热的夏天食用。

〔主厨叮咛〕

1 做好的四季豆辣酱可以拌面或拌饭，都很好吃。
2 如果不用豆干，也可以改用素肉末或千叶豆腐。
3 如果没有麻辣酱，也可以用辣豆瓣酱来代替。

小暑 ② 苦瓜

公历7月6日~8日·温风至，蟋蟀居宇，鹰始鸷

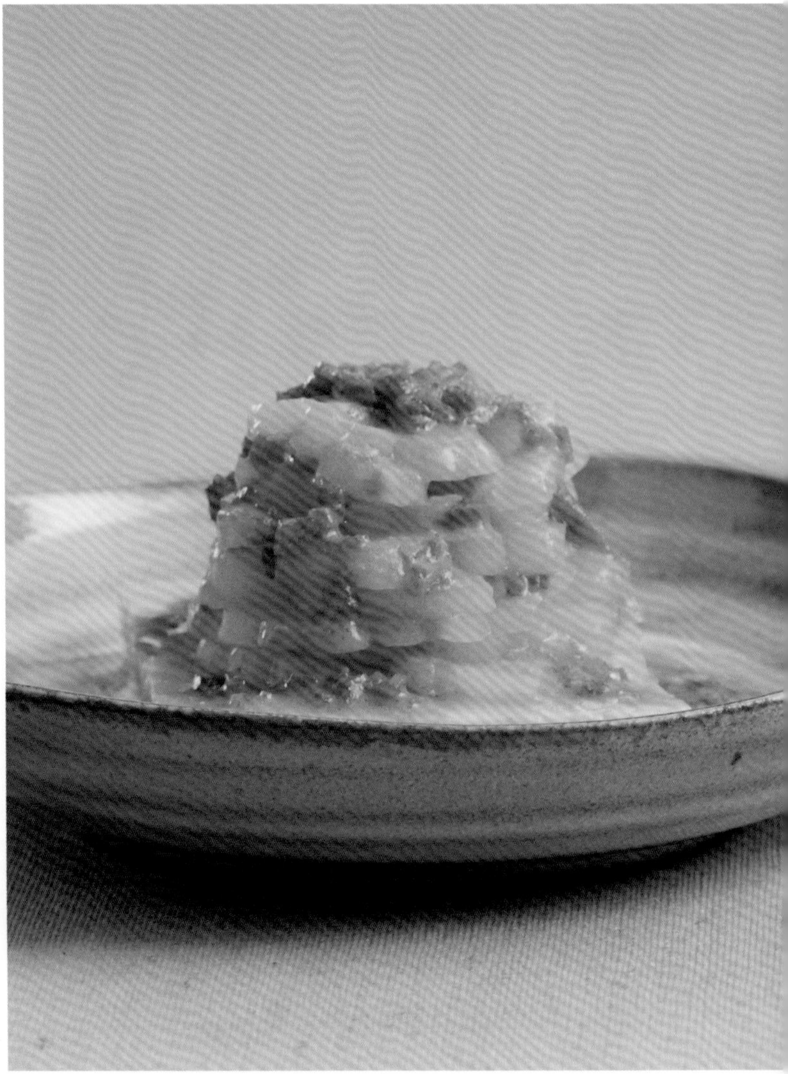

苦瓜

苦瓜含有丰富的维生素C，烹调的方式是以大火快炒或者凉拌为宜，若烹调时间过长，可能会造成营养成分流失。若要去除苦味，可将中间部分那层白膜挖干净，以及用斜切的方式，这样能最大限度地让苦味散掉。

冰镇味噌苦瓜豆腐

准备时间 / 15 min
烹调时间 / 30 min

材料

苦瓜 250 g
嫩豆腐 70 g
胡萝卜丁 10 g

调味料

味噌 3 g
玉米粉 10 g
盐 1 g

做法

1 将苦瓜洗净，切薄片，放入滚水中汆烫约1 min，捞起，放入冰水中冰镇10 min。
2 将味噌放入容器中，加入水50 mL，拌入苦瓜中拌匀，移入冰箱冷藏15 min。
3 嫩豆腐切薄片放置盘中，再放置苦瓜堆栈为花朵状。
4 取胡萝卜丁、味噌水、玉米粉、盐放入汤锅中以小火煮沸，淋于味噌苦瓜豆腐上面，即可食用。

〔营养成分分析〕

每 1 份量 350 g，本食谱含 1 份。

热量（kcal）	210	脂（g）	7.5	反式脂肪（g）	0	糖（g）	0
蛋白质（g）	14	饱和脂肪（g）	0	碳水化合物（g）	7.5	钠（mg）	400

〔营养师叮咛〕

天气开始逐渐炎热，食欲减少又不想吃太油腻的食物，快来制作清爽低热量的冰镇味噌苦瓜豆腐吧！

〔主厨叮咛〕

味噌可盖过苦瓜的苦味，不喜欢苦瓜味的人，可以尝试看看哦！

小暑 3 杧果

公历7月6日~8日 · 温风至，蟋蟀居宇，鹰始鸷

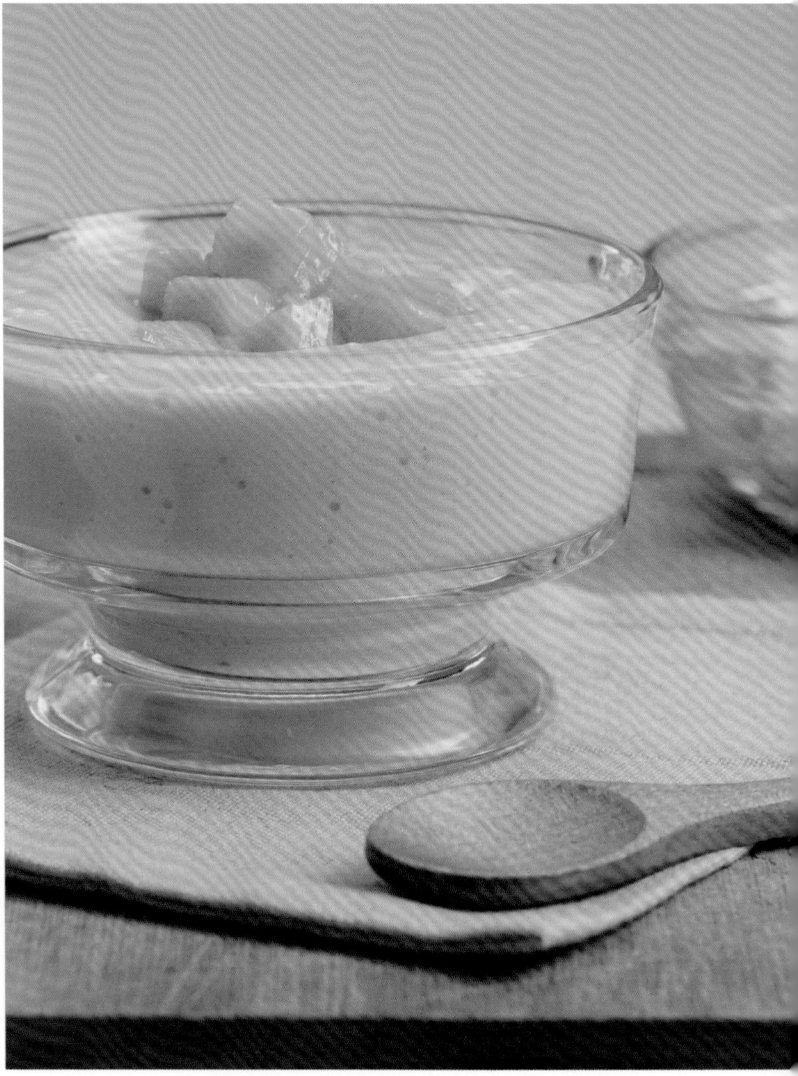

杧果

杧果含有糖类、膳食纤维、维生素A、维生素C、叶酸、钙、磷、铁、钾、镁等营养元素，还含有丰富的β-胡萝卜素。其中维生素A能预防夜盲症，以及改善眼睛疲劳和眼睛干涩，维护眼睛健康。

杧果水蜜桃豆奶

准备时间 / 10 min
烹调时间 / 10 min

材料

爱文杧果 150 g
水蜜桃 75 g
豆浆 120 mL
豆腐花 30 g

做法

1 将爱文杧果、水蜜桃分别洗净，去皮去核，切小丁，备用。
2 将杧果果肉（约 120 g）、豆浆放进果汁机搅打均匀，再放入其他食材。
3 以慢速渐快的搅打法，直到豆腐花完全打碎，倒入容器中，放上杧果丁（约30 g），即可食用。

〔营养成分分析〕

每 1 份量 200 g，本食谱含 1 份。

热量（kcal）	175	脂肪（g）	3	反式脂肪（g）	0	糖（g）	0
蛋白质（g）	7	饱和脂肪（g）	0	碳水化合物（g）	30	钠（mg）	0

〔营养师叮咛〕

节气小暑，夏日炎炎，来一杯杧果水蜜桃豆奶，不用担心热量太高。建议使用当季的水果制作，不加糖可减少热量摄取。豆浆及豆腐花都是优质蛋白质的来源，也适合需要控制血糖的朋友。

〔主厨叮咛〕

加入豆腐花可增加口感，选择当季的爱文杧果甜度高，不须额外加糖。

大暑

俯人间，少清风，多炎热

公历7月22日~24日

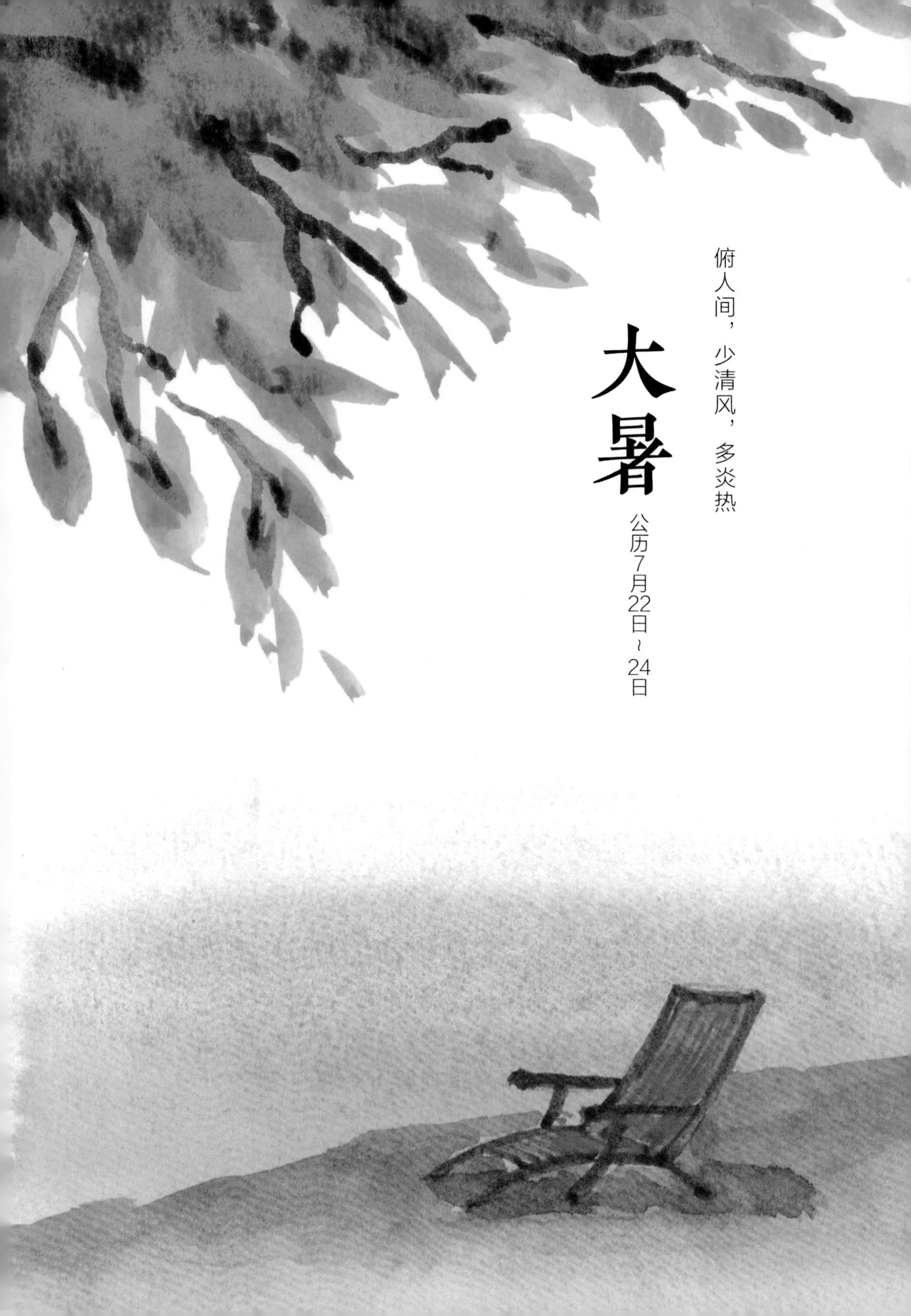

夏季的第六个节气是“大暑”。大暑延续着小暑高温高湿的午后雷阵雨形态，古人描述大暑时节的景象为：“腐草为萤，土润溽暑，大雨时行。”水土秽气杂合，湿热蒸腾，大地犹如一个巨大的蒸笼。俗话说“小暑大暑无君子”，即是表达这种闷热天气让人觉得湿湿热热黏黏的，只好不顾礼节地敞衣卷袖。

这种天气最容易犯的疾病就是“苦夏症”，其症状为胃口不佳、身体困倦、精神不振，伴有低热等。此时最适合能降火气、排湿气的食材，例如绿豆、莲藕、瓠瓜、西瓜、冬瓜等。

中医师推荐养生食材

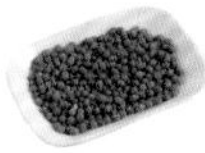

- 绿豆：性甘凉，能解暑、止渴、利尿，古代名医扁鹊有个名方“三豆饮”，用来治疗痈疮斑疹，绿豆就是其中主要成分。

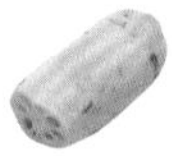

- 莲藕：性甘凉，补而性凉，能退体内之热，为夏季消暑圣品。生食能生津解烦渴，熟食补虚，养心生血，开胃舒郁。藕粉容易消化吸收，是产后病后虚劳的妙方。

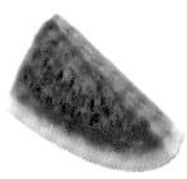

- 西瓜：性凉利水，能清暑热，是最天然的利尿剂。传统中药方剂中也有将西瓜皮的白色部分入药，能清热消炎，生津止渴。西瓜属凉性食物，吃多易腹胀，脾胃虚弱者不宜多吃。

大暑 ① 绿豆

公历7月22日~24日·俯人间，少清风，多炎热

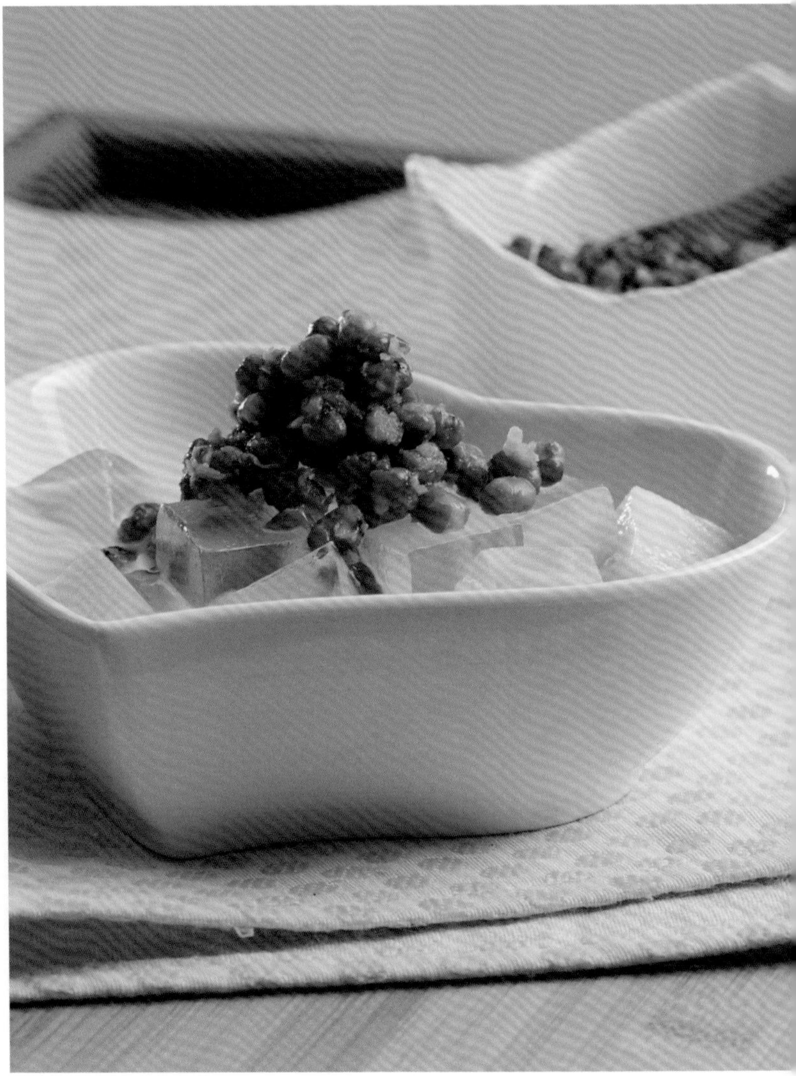

绿豆

绿豆富含植物性蛋白质、维生素A、B_1、B_2、B_3、E，和膳食纤维、胡萝卜素、钙、磷、铁等营养素，每100克含热量247大卡。

绿豆寒天豆花

准备时间 / 30 min
烹调时间 / 30 min

材料

绿豆 20 g
琼脂粉 6 g
豆浆 120 mL
水 100 mL

调味料

糖 10 g

做法

1 将绿豆洗净，放入电锅中，加水煮 30 min 左右至熟，取出放凉，备用。
2 琼脂粉放入汤锅中，加入水 100 mL，以小火煮至融化，再多煮 2 min，熄火。
3 取一半琼脂粉水，置入容器待凝固后，取出，切小丁，即为寒天冻。
4 另一半琼脂粉水，加入糖、豆浆混合，倒入玻璃罐，放在常温等待凝固，放入绿豆、寒天冻，即可食用。

〔营养成分分析〕

每 1 份量 250 g，本食谱含 1 份。

热量（kcal）	170	脂肪（g）	2	反式脂肪（g）	0	糖（g）	10
蛋白质（g）	6	饱和脂肪（g）	0	碳水化合物（g）	31	钠（mg）	0

〔营养师叮咛〕

琼脂粉也称洋菜粉、寒天。这个节气酷热，绿豆有清热、解毒、降火气的功效，搭配低热量的寒天，做出一道简单低卡高纤的点心。

〔主厨叮咛〕

使用电锅煮绿豆时，建议等电锅开关跳起再续焖约10 min，就可以煮出粒粒分明的绿豆。

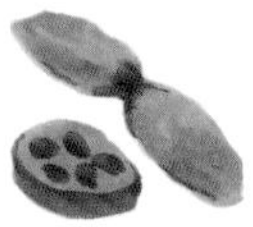

大暑

公历7月22日~24日·俯人间，少清风，多炎热

② 莲藕

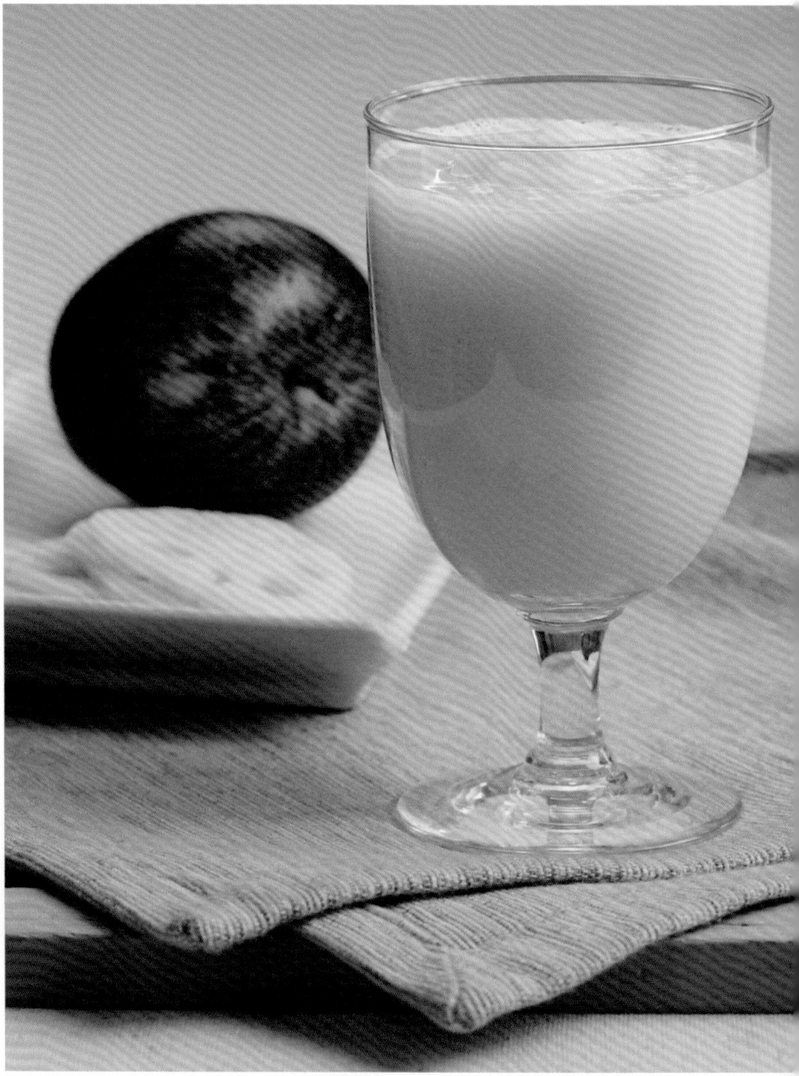

莲藕

莲藕为水生植物莲的地下茎，含有多种抗氧化成分，如单宁酸、儿茶素等，在体内产生复合作用，抗癌效果更佳，是非常营养且对身体有益的食材。

莲藕苹果汁

准备时间 / 8 min
烹调时间 / 10 min

材料

莲藕 100 g
苹果 100 g
水 150 mL

做法

1 莲藕洗净，去皮，切片；苹果去皮，去核，切块。
2 将莲藕及水放入电锅中煮熟，起锅后，放凉。
3 将做法2及苹果放入果汁机中搅打均匀，倒入容器中即可食用。

〔营养成分分析〕

每 1 份量 350 g，本食谱含 1 份。

热量（kcal）	116	脂肪（g）	0.38	反式脂肪（g）	0	糖（g）	0
蛋白质（g）	2.46	饱和脂肪（g）	0	碳水化合物（g）	26.8	钠（mg）	20.8

〔营养师叮咛〕

莲藕煮熟后，由寒性转温性，具有补气止泻的效果。莲藕营养价值丰富，含大量膳食纤维、黏蛋白、蛋白质、维生素及多种矿物质，是老少皆宜的美食。它富含的膳食纤维及黏蛋白可促进肠蠕动，预防便秘及痔疮。

〔主厨叮咛〕

果汁浓稠度及甜度，可依个人喜好增加水量或蜂蜜调味。

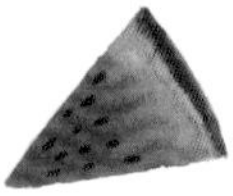

大暑

③ 西瓜

公历7月22日~24日 · 俯人间，少清风，多炎热

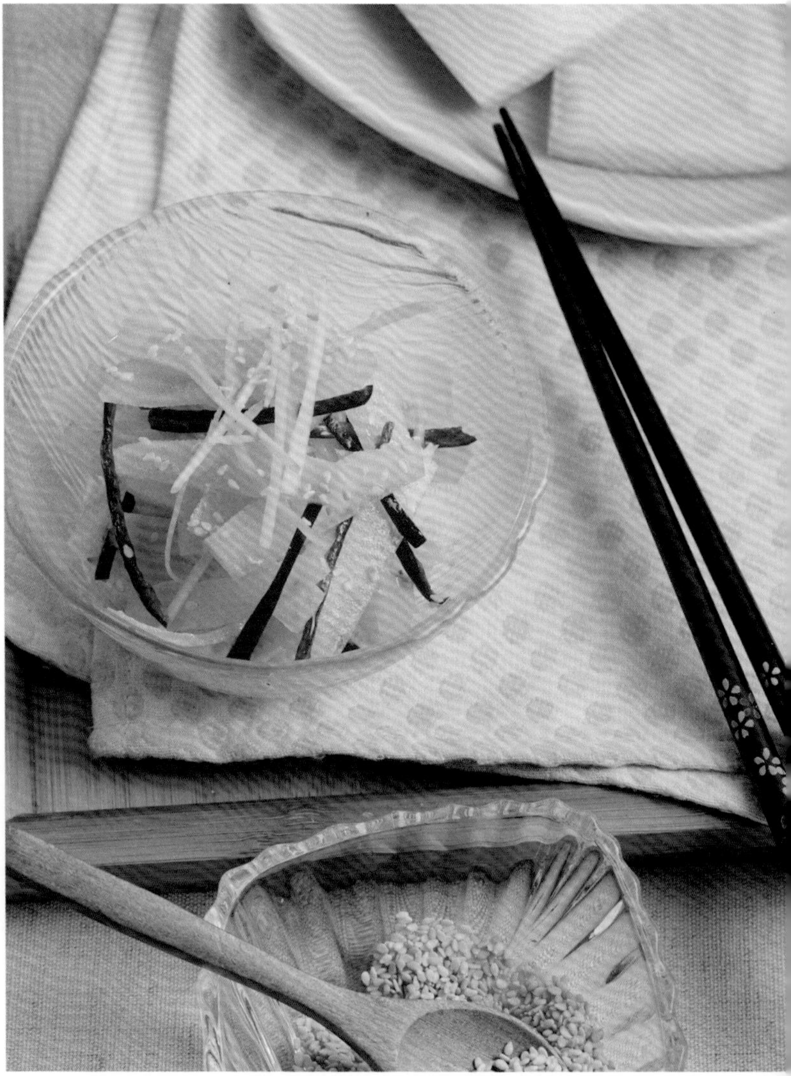

西瓜

西瓜口感甜，很多人误以为其热量高，其实一碗西瓜丁热量约 60 大卡，吃起来甜蜜是因为西瓜的糖一半来自甜度最高的果糖。西瓜水分含量高，风味淡雅，适合夏天消暑解渴，建议每次分量两碗以内。

芝麻西瓜皮

准备时间 / 30 min
烹调时间 / 5 min

材料

西瓜皮 400 g
嫩姜 5 g
辣椒 3 g
白芝麻 15 g

调味料

精盐 10 g
糖 15 g
白醋 15 mL
香油 8 mL

做法

1 西瓜皮洗净，去除表面的绿皮，切粗丝，加入精盐拌匀，放置约 30 min，再用开水洗去多余盐分，并抓除水分。
2 嫩姜切细丝；辣椒去籽，切细丝。
3 将脱水的西瓜皮丝加入糖、白醋、香油、嫩姜、辣椒丝拌匀，撒上白芝麻即可食用。

〔营养成分分析〕

每 1 份量 100 g，本食谱含 4 份。

热量（kcal）	81	脂肪（g）	4.4	反式脂肪（g）	0	糖（g）	3.3
蛋白质（g）	1.8	饱和脂肪（g）	0.34	碳水化合物（g）	10.2	钠（mg）	231.5

〔营养师叮咛〕

人见人爱的甜甜多水的西瓜，其实茄红素、维生素C不容小觑。其中的瓜氨酸还有舒张血管和高抗氧化的能力，可让疲惫的你恢复能量。芝麻西瓜皮是夏日胃口不佳的好伙伴！

〔主厨叮咛〕

因西瓜皮加精盐脱水多，记得切丝时不要太细，果肉不需要完全去除干净，保留一点点更有西瓜的香甜气息。

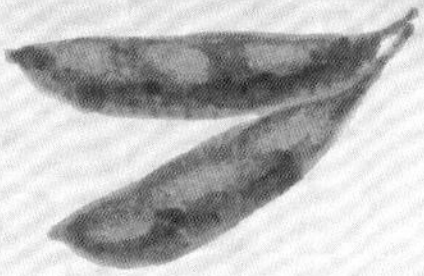

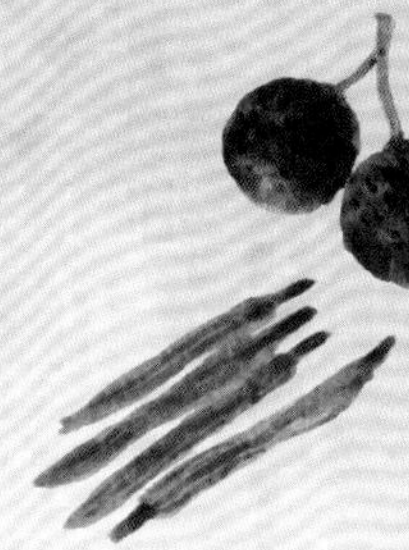

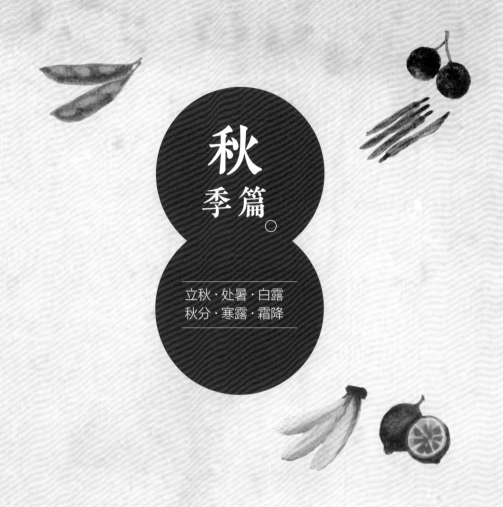

秋季篇。

立秋·处暑·白露
秋分·寒露·霜降

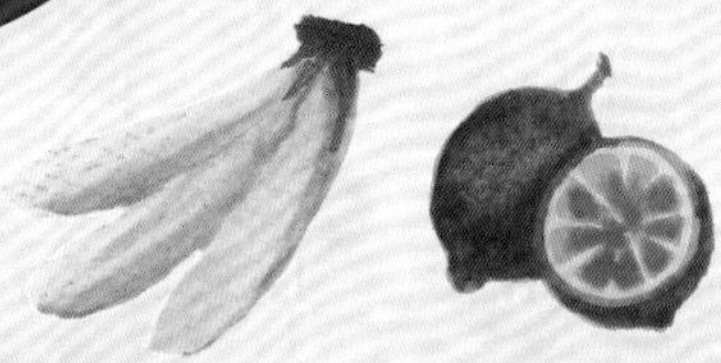

节气食材

立秋	糯米	柠檬	茄子
处暑	黄花菜	水梨	荔枝
白露	秋葵	芋头	青木瓜
秋分	扁豆	南瓜	柚子
寒露	海带	核桃	香蕉
霜降	玉米	荸荠	苹果

秋季总论

秋天是一个转变的季节，自然界从生意盎然变为落叶萧瑟，常常让人感到忧愁或感伤，因此应该遵循中医养生宝典《黄帝内经》的记载：“早卧早起，与鸡俱兴，使志安宁，以缓秋刑。”这样可以保持神志的安宁，以缓和秋天肃杀气氛对人体的影响。

中医的养生观念里，秋天在五行中对应到的脏腑是“肺”，对应的主气是“燥”，在《黄帝内经》中提道：“收敛神气，使秋气平，无外其志，使肺气清，此秋气之应，养收之道也。”秋季应该收敛自己的神气，维持心志的平静，确保肺气的清肃，如此才能与秋气相应，这也就是秋季收养气的方式与道理。

所以，秋季的饮食应该要收敛肺气，可吃酸味的蔬果，像是柠檬、柚子、苹果。宜滋阴润燥，可多吃养阴生津食物，像是水梨、香蕉、秋葵；或是多喝水、汤、粥，特别是豆类粥品。在中医典籍记载中，豆类大多具有健脾利湿的作用，像是扁豆粥。另外，可用芝麻、糯米、蜂蜜之类的柔润食物，以益胃生津、缓解秋燥。需要注意的是，由于秋天应该“收敛肺气”，所以不适合吃太多辛辣、容易发散的食材，如韭菜、辣椒、葱、姜及蒜等，以免阻碍肺气的收敛。

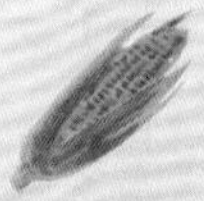

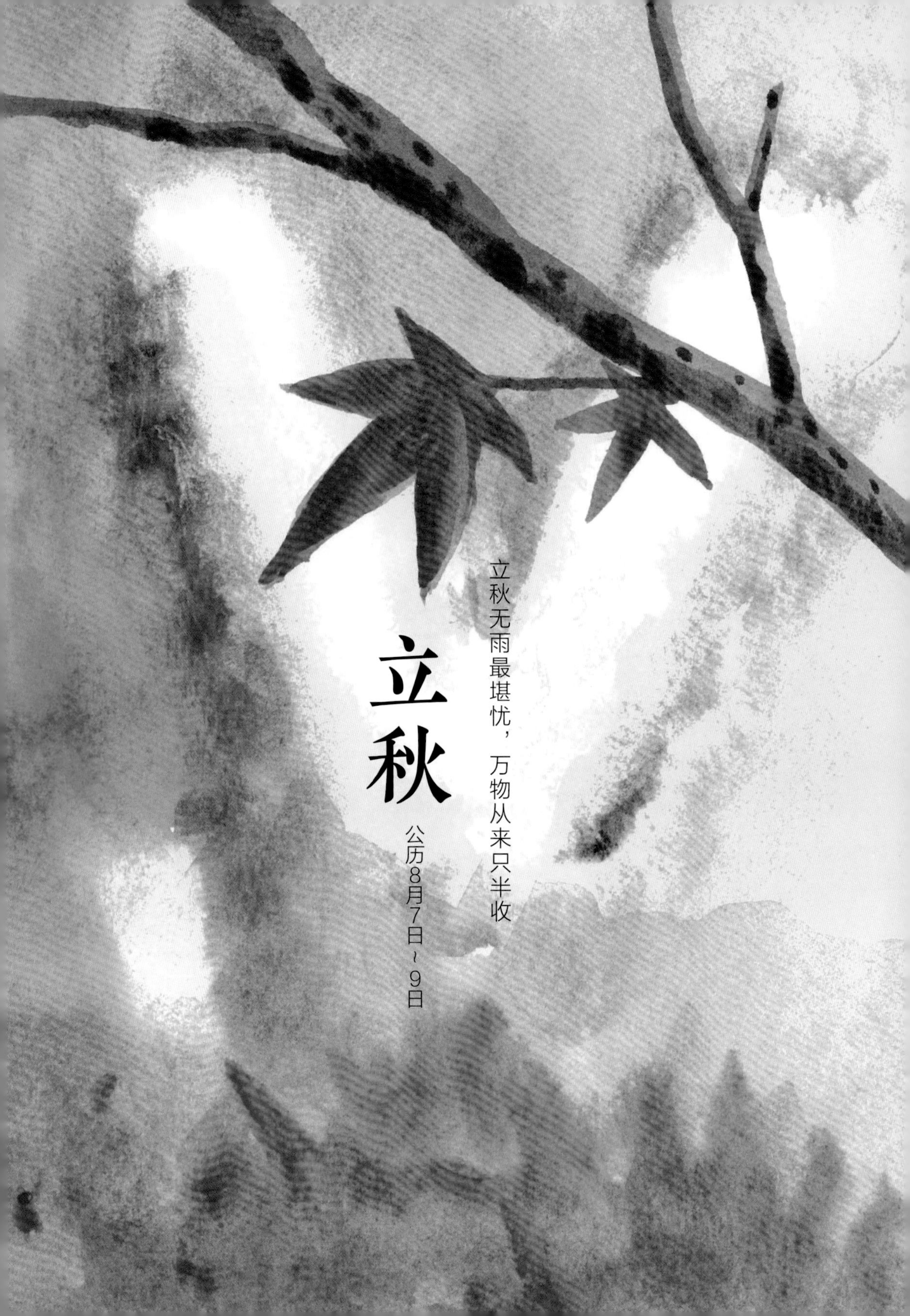

立秋

立秋无雨最堪忧，万物从来只半收

公历8月7日~9日

立秋，是秋季的第一个节气。民间谚语提道：“立秋十日遍地黄。” 表示立秋时期是农作物逐渐成熟的时候，意味着秋天的开始，气候也由热开始转凉。此时阳气渐收、阴气渐长，人体也会随着节令呈现阳消阴长的过渡状态，因此秋季养生，不论是生活起居、饮食运动还是精神情志，皆以保养及收藏为主。

秋天宜收不宜散，酸味可以收敛肺气，辛味则发散泻肺，所以葱、姜等辛味食材尽量少吃，可适当多摄取一些酸味蔬果。此外，秋季主燥，容易伤津液，饮食上应以滋阴润肺为宜。《饮膳正要》曰：“秋气燥，宜食麻以润其燥。禁寒饮食。”

中医师推荐养生食材

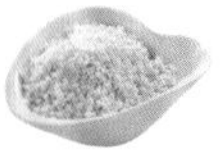

□ 糯米：性味甘、平、无毒，入脾、胃经，具有温暖脾胃、补中益气、缩小便之功效，能治疗胃寒痛、气虚自汗、劳动后气短乏力等症状。糯米性偏黏滞，较难于消化，所以小孩或病人应慎用，少量温热地食用是最易吸收的方式。

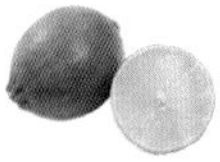

□ 柠檬：味酸、微甘，性微寒，入肺、胃经，具有清热解暑、生津止渴、化痰止咳之功效。但柠檬不适合直接食用，用来配菜、榨汁稀释较为宜。胃溃疡、胃酸分泌过多以及患有牙病、糖尿病者需谨慎食用。

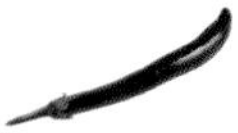

□ 茄子：味甘性凉，无毒，入脾、胃、大肠经，具有清热止血，消肿止痛、祛风通络、宽肠利气的作用。脾胃虚寒或容易拉肚子的人则不宜多食。

立秋 ❶ 糯米

公历8月7日~9日 · 立秋无雨最堪忧，万物从来只半收

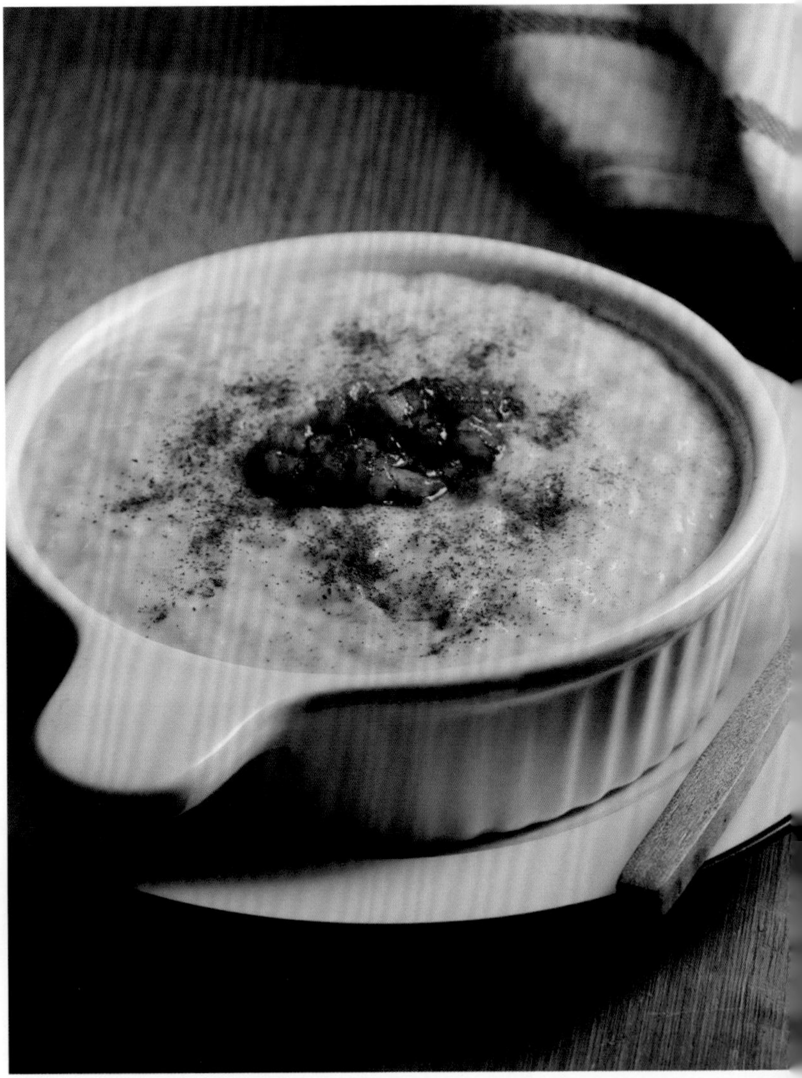

糯米

糯米营养成分与白米几乎没有差别，都是一碗280大卡。糯米和白米的差别在于淀粉结构，糯米淀粉中95%以上是支链淀粉，黏性强，适合做甜品，水解强，是高升糖指数食物，需控制血糖者对糯米制品可要小心使用。

肉桂苹果糯米布丁

准备时间 / 240 min
烹调时间 / 30 min

材料

糯米 80 g
燕麦奶 500 mL
苹果丁 160 g
肉桂粉 0.25 g
水 240 mL

调味料

糖 70 g

做法

1 糖加白开水40 mL，以中火煮，注意味道，当焦味产生时，丢入苹果丁，转小火煮到透明糖汁，收干，即成苹果酱。
2 糯米洗净，沥干，加入燕麦奶，移入冰箱冷藏4 h。
3 取出糯米浸奶，加入冷水200 mL，以中火烹煮（一边煮一边搅拌）待煮沸，转小火约煮20 min至糯米煮熟（奶呈稠状）。
4 放凉10 min，让糯米吸汁，即成糯米布丁。
5 取糯米布丁装入容器中，加上苹果酱，撒上肉桂粉，即可食用。

〔营养成分分析〕

每1份量200 g，本食谱含5份。

热量（kcal）	191	脂肪（g）	3.7	反式脂肪（g）	0	糖（g）	8
蛋白质（g）	4.3	饱和脂肪（g）	2.1	碳水化合物（g）	36	钠（mg）	39

〔营养师叮咛〕

糯米的支链淀粉高，容易产生胀气、高血糖。利用烹调手法煮成粥，破坏淀粉结构，可降低胀气感。糯米奶粥加肉桂粉有杀菌效果，天气尚热的立秋可减缓食物腐败。

〔主厨叮咛〕

糯米浸泡后米心易熟，但新鲜牛奶容易煮焦，因此需以小火细心搅拌。南方的天气立秋两个月后才凉爽，糯米布丁冰过之后口感更美味。

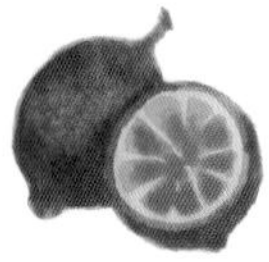

立秋 ② 柠檬

公历8月7日~9日 · 立秋无雨最堪忧，万物从来只半收

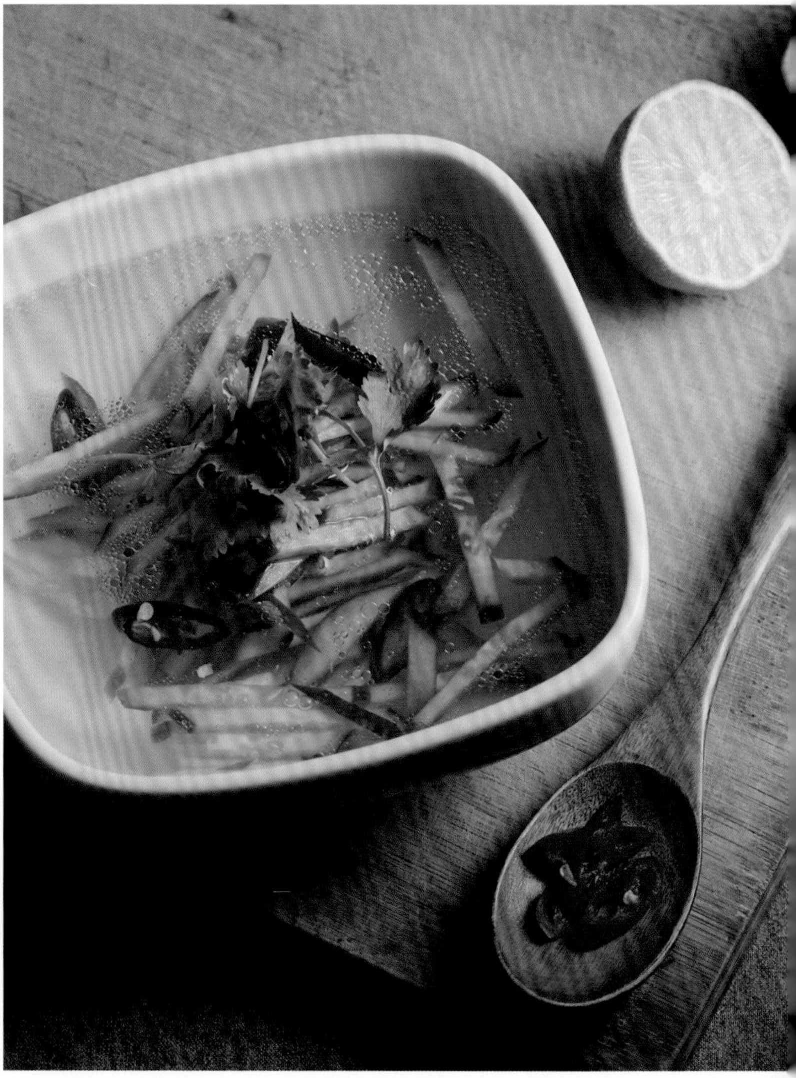

柠檬

100 克柠檬热量约 30 大卡，pH 值达 2.4，与胃酸相近，空腹摄取伤胃黏膜，饭后摄取可帮助消化，很适合摄取高铁或高钙食物后使用。

柠檬黄瓜汤

准备时间 / 5 min
烹调时间 / 10 min

材料

青柠檬半颗
小黄瓜 1 条（约 120 g）
干柠檬叶 1 g
姜泥 1 g
红辣椒片 6 g
香菜适量

调味料

盐 2 g
糖 2 g
香菇粉 0.5 g
橄榄油 2 g

做法

1 小黄瓜外皮用软布搓洗干净；干柠檬叶洗净。
2 小黄瓜切丝；新鲜柠檬取外皮磨皮，再取柠檬汁；香菜切段。
3 水400 mL倒入汤锅，加入干柠檬叶，以中大火煮沸。
4 加入小黄瓜丝、姜泥煮约1 min。
5 放入红辣椒片、柠檬汁、柠檬皮、全部调味料，搭配香菜段，即可食用。

〔营养成分分析〕

每 1 份量 550 g，本食谱含 1 份。

热量（kcal）	50.44	脂肪（g）	2.37	反式脂肪（g）	0	糖（g）	1.72
蛋白质（g）	1.75	饱和脂肪（g）	0.04	碳水化合物（g）	7.31	钠（mg）	846.5

〔营养师叮咛〕

含有酸味的柠檬，虽然并不是高维生素C的代表，但能促进食欲，是烹调的重要调味料之一。柠檬皮含有黄酮类化合物，是一个高抗氧化物。夏日运动大量流汗，此汤品可帮助身体复苏，补充电解质，酸酸的风味比较缓解口渴。

〔主厨叮咛〕

小黄瓜是不耐久煮的蔬菜，而柠檬预热会破坏维生素C，所以待水滚沸后丢入食材焖熟，可享受到风味良好的汤品。

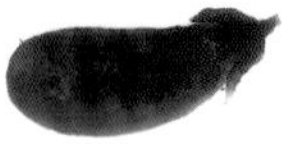

立秋

公历8月7日~9日 · 立秋无雨最堪忧，万物从来只半收

③ 茄子

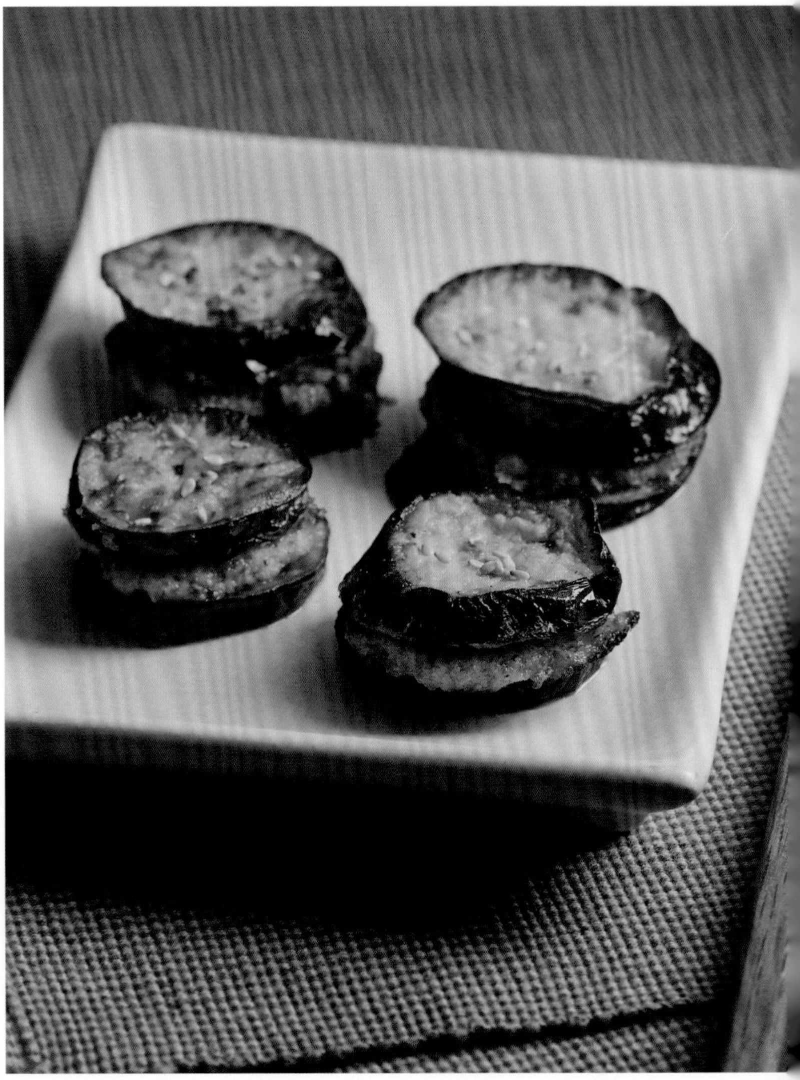

茄子

茄子富含生物类黄酮及花青素等多种营养素，有助于维持血管弹性，预防心血管疾病的发生。在采买上以颜色深紫有光泽、饱满有弹性为佳。另茄子于切开后，易因接触空气氧化变黑，可放入盐水中冲洗，延缓氧化作用产生。

茄子宝盒

准备时间 / 15 min
烹调时间 / 20 min

材料

茄子 100 g
板豆腐 160 g
亚麻籽粉 1 茶匙
面粉 15 g
熟白芝麻 2 g

调味料

大豆油 1 大匙
盐少许
香菇粉少许

做法

1 茄子洗净，切成圆片状，备用。
2 板豆腐放入纱布中，将水分挤干，放入容器中，加入亚麻籽粉拌匀。
3 再加入盐、香菇粉调味，用手塑形呈圆饼状，依序全部完成，入锅煎熟，即成豆腐饼。
4 将茄片裹上薄薄的面衣，于两个裹好面衣的茄片中间夹入煎熟的豆腐饼。
5 再放入热锅中煎熟，起锅，撒上熟白芝麻，即可食用。

〔营养成分分析〕

每 1 份量 50 g，本食谱含 3 份。

热量（kcal）	90	脂肪（g）	6.6	反式脂肪（g）	0	糖（g）	0.5
蛋白质（g）	3.1	饱和脂肪（g）	1.2	碳水化合物（g）	4.9	钠（mg）	65.4

〔营养师叮咛〕

秋分后黑夜渐长、天气转凉，亦是过敏好发季节。饮食上可多吃滋阴润燥的食物，如芝麻、豆制品等。这道料理将上述食材与茄子结合，让营养更加丰富。

〔主厨叮咛〕

茄子料理易吸油，油温的控制是影响成品口感的关键。

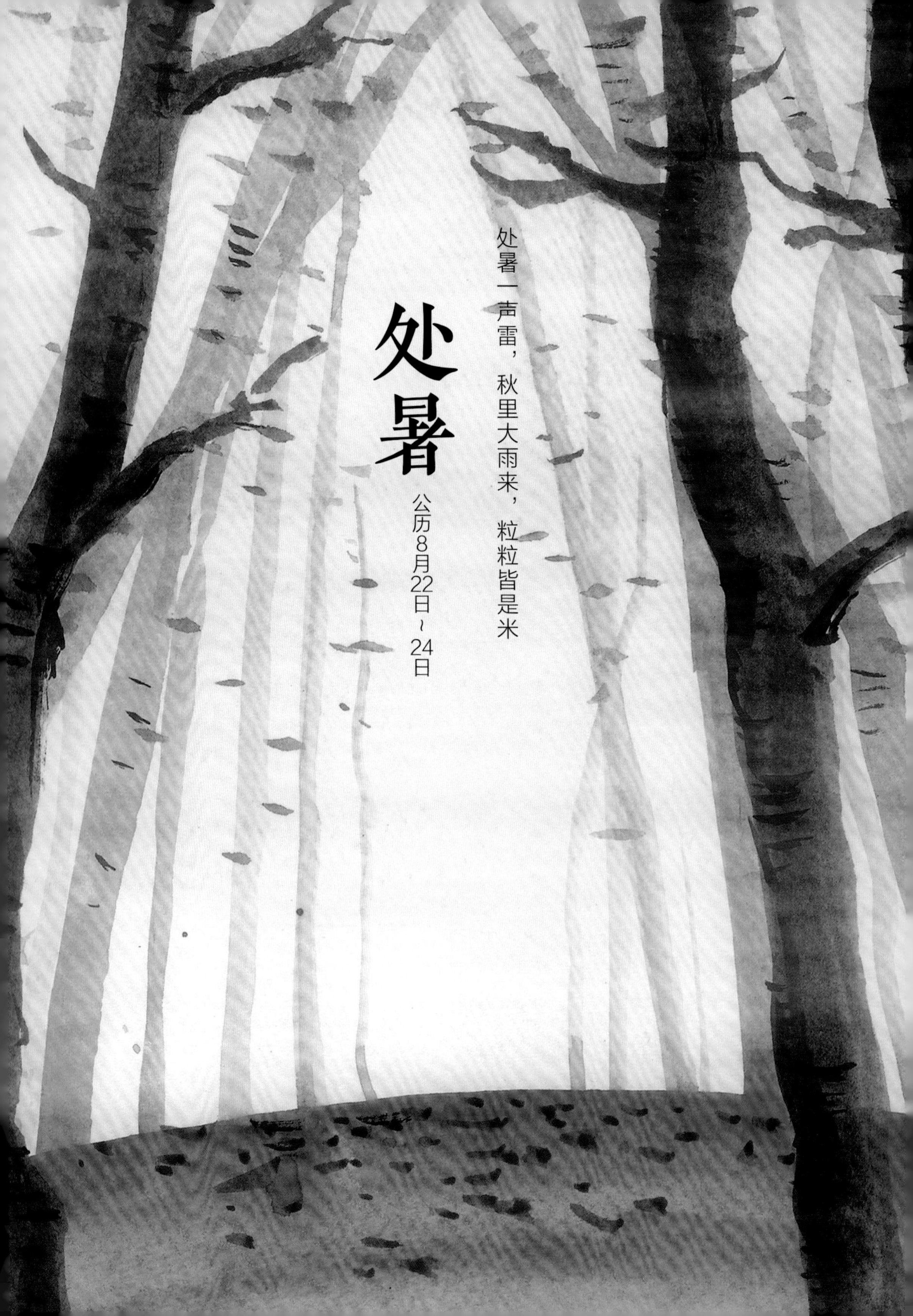

处暑

公历8月22日~24日

处暑一声雷，秋里大雨来，粒粒皆是米

处暑，是秋季的第二个节气。处暑分为三候：初候“鹰乃祭鸟”，老鹰开始大量捕杀鸟禽；二候“天地始肃”，万物凋零，天地间充满开始肃杀之气；三候“禾乃登”，谷物也在这个时候成熟，准备收成。

处暑，指夏天暑气的终结。但在热带亚热带地区，天气炎热依旧，通常要到十月、十一月才会慢慢缓和些，不过秋天主“燥”，处暑的气候已经不如小暑、大暑那般湿热，反而是高温且干燥，炎热的感觉更加强烈。俗谚常说“处暑处暑，曝死老鼠”“秋老虎，毒过虎”，可见入秋时的暑热，猛烈地犹如老虎一般，这就是“秋老虎”的由来。处暑也是台风最频繁的时节，台风来袭之前天空总会出现红红的云，外出远行要特别小心安全。

中医师推荐养生食材

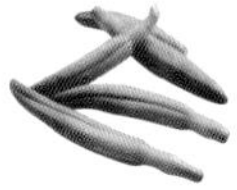

□ 黄花菜：又名金针菜，性平和微凉，可利水除湿、止渴除烦。《神农本草经》中还说能“令心好欢乐无忧”，故民间也称“忘忧草”，在容易让人心情浮动的燥热天气里是很不错的食材哦！

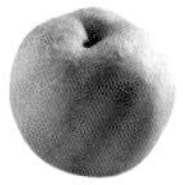

□ 水梨：《本草备要》中记载，“梨，甘微酸寒，润肺凉心，消痰降火”。处暑炎热而且干燥，适量吃点水梨可以退火又润燥，量不宜过多，以免脾胃太寒冷而拉肚子。

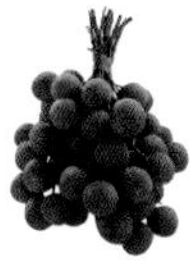

□ 荔枝：《随息居饮食谱》中说荔枝具有“通神益智，填精充液，滋心营，养肝血”等功效，不过气味纯阳，李时珍说“鲜者食多，即龈肿口痛，或衄血也”，表示荔枝容易上火，切忌过量。

处暑

公历8月22日~24日 · 处暑一声雷，秋里大雨来，粒粒皆是米

❶ 黄花菜

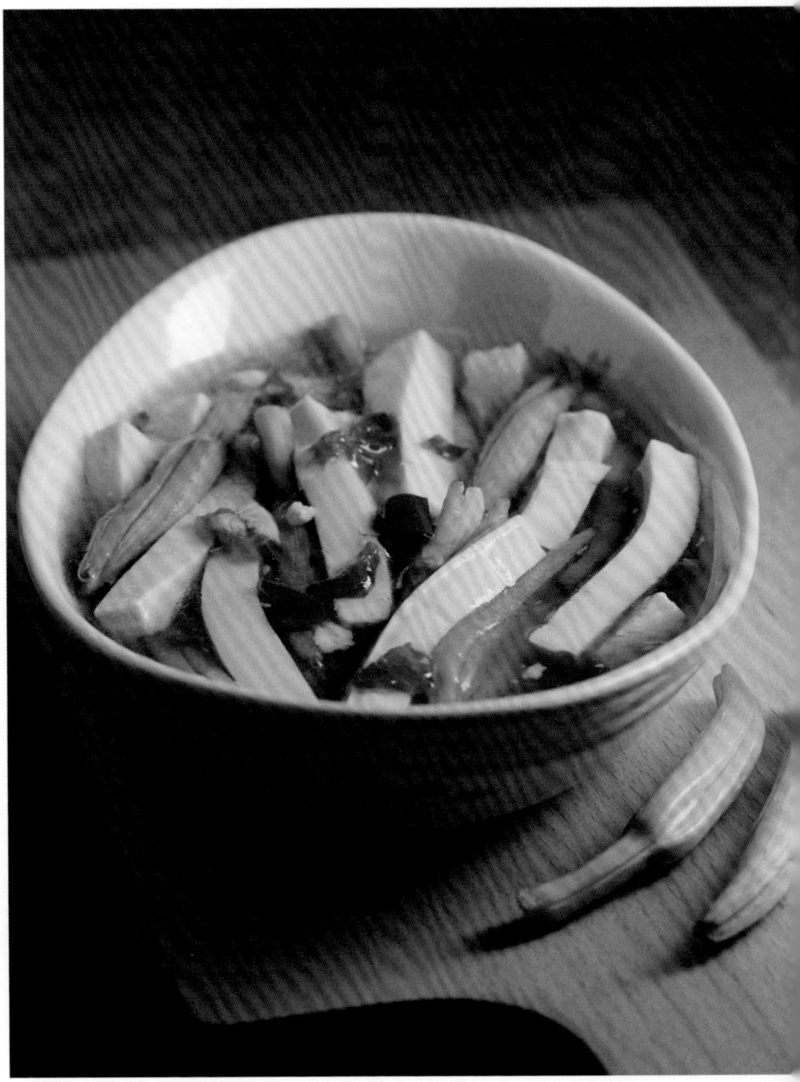

黄花菜

黄花菜富含β-胡萝卜素、矿物质锌及蛋白质，身体虚弱者建议食用干燥黄花菜，干燥黄花菜不含秋水仙碱毒素。新鲜黄花菜内含有秋水仙碱，须完全煮熟才不会吸收不良、腹泻。

黄花菜烩豆腐

准备时间 / 10 min
烹调时间 / 10 min

材料

新鲜黄花菜 10 g
盒装嫩豆腐 1 盒
芥花油 5 g
生粉 5 g
姜片 2 g
辣椒末 6 g
香菜末 20 g

调味料

酱油 20 g
味淋 20 g
香醋 5 g
盐 0.5 g

做法

1 黄花菜洗净；嫩豆腐用冷开水冲净，切条状；生粉加少许水拌匀，备用。
2 取一炒锅加入芥花油热锅，放入姜片以小火煸至有香气。
3 放入嫩豆腐、全部调味料以小火煮至嫩豆腐上色。
4 加入黄花菜、辣椒末拌炒，倒入生粉水勾芡，放入香菜末拌匀，即可食用。

〔营养成分分析〕

每 1 份量 100 g，本食谱含 5 份。

热量（kcal）	69.21	脂肪（g）	2.99	反式脂肪（g）	0	糖（g）	2.76
蛋白质（g）	4.10	饱和脂肪（g）	0	碳水化合物（g）	7.54	钠（mg）	286

〔营养师叮咛〕

黄花菜较寒，烹调加入姜比较适宜。新鲜的黄花菜有秋水仙碱，食用过量会腹泻、腹痛，建议一天摄取新鲜黄花菜 100 g，烹煮前最好浸泡 1 h，可消除部分生物碱。

〔主厨叮咛〕

味淋和酱油调味比例1：1，是甜甜的羹汤，最好依个人口味调整味淋和酱油。辣椒是配色，不嗜辣者可不添加。

处暑

公历8月22日~24日·处暑一声雷，秋里大雨来，粒粒皆是米

② 水梨

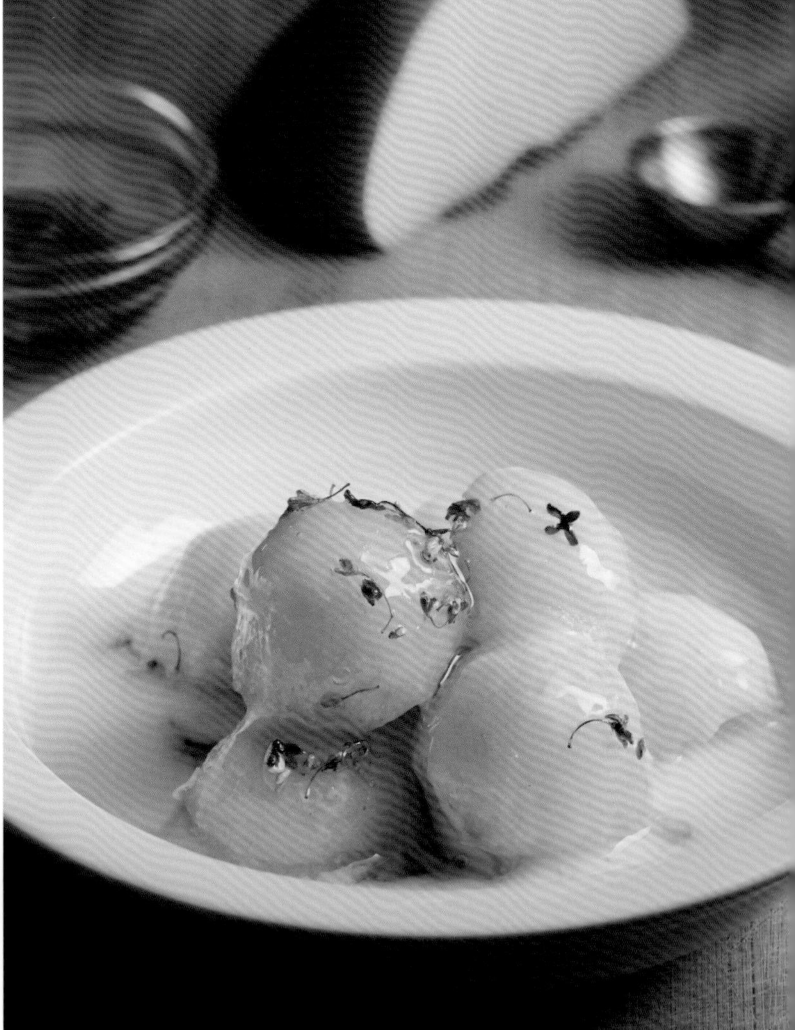

水梨

水梨含有糖类、膳食纤维、钾、维生素C、维生素B族、果胶等营养素。所含的维生素C具有抗氧化的效果，能促进伤口愈合。另外，还含有水溶性纤维果胶，可降低胆固醇。

梨花似雪

准备时间 / 5 min
烹调时间 / 5 min

材料
水梨 200 g
植物酸奶 100 g

调味料
桂花蜜 40 g

做法
1 使用挖球器，将水梨制作成一颗颗的圆球状，放入容器中。
2 加入植物酸奶、桂花蜜，即可食用。

〔营养成分分析〕

每 1 份量 85 g，本食谱含 4 份。

热量（kcal）	79	脂肪（g）	1	反式脂肪（g）	0	糖（g）	8
蛋白质（g）	1.1	饱和脂肪（g）	0	碳水化合物（g）	16.3	钠（mg）	29

〔营养师叮咛〕

水梨可生吃也可熟食，炖熟后部分维生素及矿物质可溶于水，摄取量减少，但煮熟后的纤维素更软化，可促进体内消化时间，增加肠道利用。

〔主厨叮咛〕

制作完成后，可拿去冰箱冷藏后再吃，风味更好。

处暑

公历8月22日~24日 · 处暑一声雷，秋里大雨来，粒粒皆是米

③ 荔枝

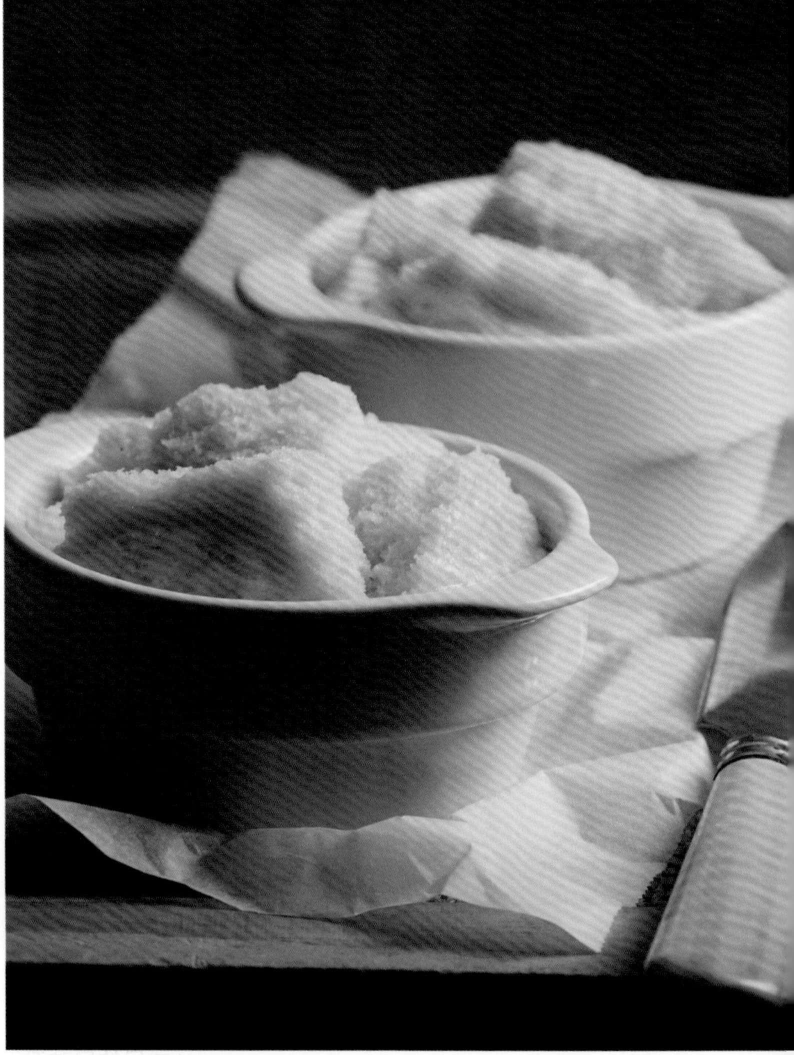

荔枝

荔枝是亚热带水果，含有维生素 B 族、维生素 C、磷、钾、镁等营养素。不耐储藏，且吃多易上火，可加工成果汁或果干来储藏和制作各类点心。

荔枝松饼糕

准备时间 / 5 min
烹调时间 / 60 min

材料

植物松饼粉 100 g
杏仁奶 40 mL
100% 荔枝汁 10 mL
大豆油 1 茶匙

调味料

砂糖 10 g

做法

1 先将砂糖置入松饼粉中，再将荔枝汁及杏仁奶边倒入，边搅拌成面糊。
2 倒入大豆油搅拌均匀，再倒入模型中（内层需事先抹油），静置20~30 min。
3 蒸锅内加适量水，待烧开后，将做法2放入蒸笼，蒸30 min左右至熟，取出放凉，即可脱模食用。

〔营养成分分析〕

每 1 份量 50 g，本食谱含 3 份。

热量（kcal）	180	脂肪（g）	5.9	反式脂肪（g）	0	糖（g）	8.8
蛋白质（g）	3.2	饱和脂肪（g）	2.6	碳水化合物（g）	27.9	钠（mg）	135.6

〔营养师叮咛〕

糕饼制程中，以杏仁奶及果汁代替水更提升成品的风味及营养素，是一种高热量的点心选择。

〔主厨叮咛〕

1 荔枝香气浓郁，制作蒸糕时可依个人喜好调整分量，不足液体则以杏仁奶或水代之。
2 蒸糕要确认熟度，可用细竹签插入，确认没有粉浆沾上，即代表成品已煮熟；若是细竹签仍有粉浆沾黏，则可适当添水，延长蒸煮时间至蒸熟。

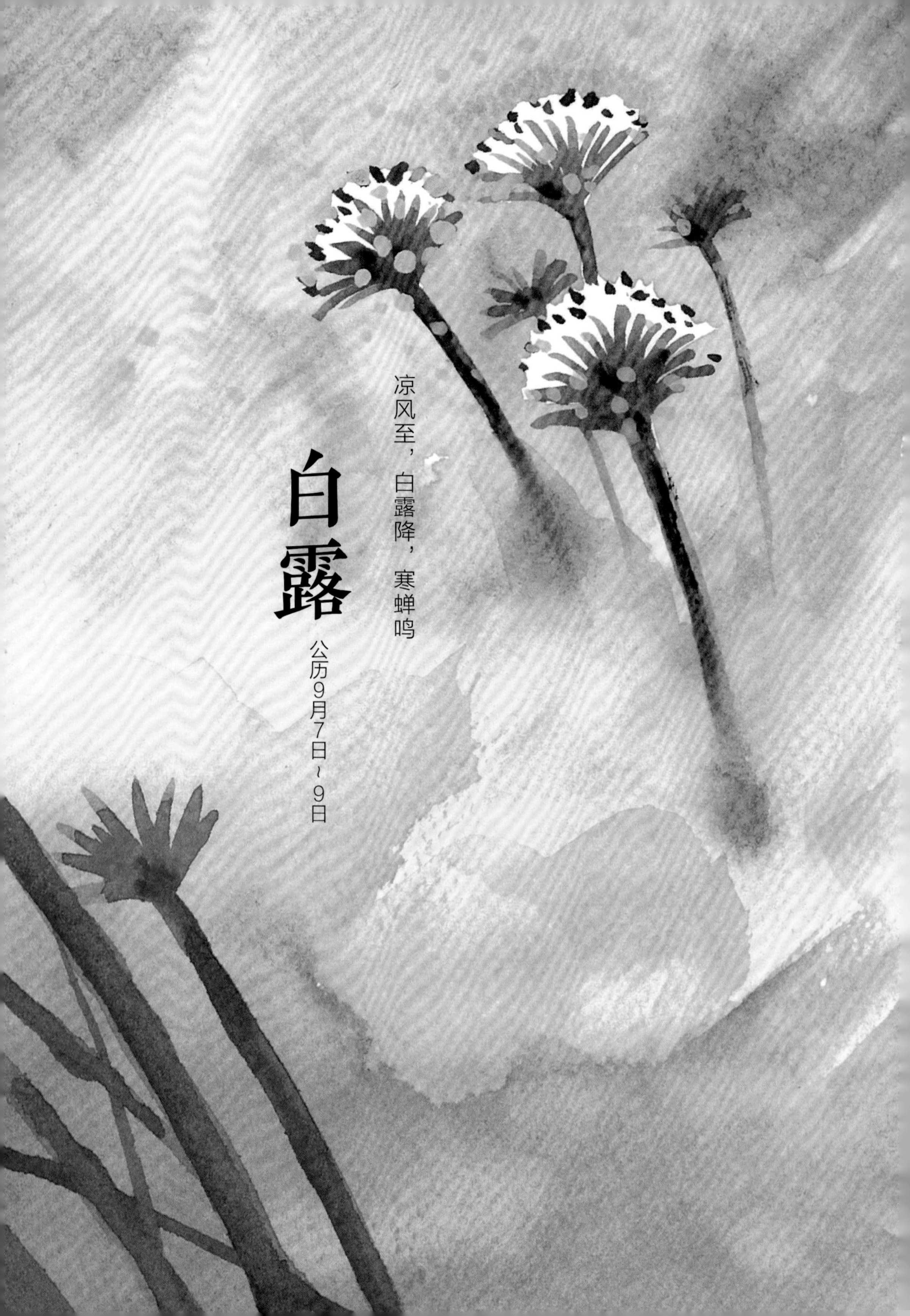

凉风至，白露降，寒蝉鸣

白露

公历9月7日~9日

白露，是秋季的第三个节气。白露分为三候：初候“鸿雁来”，雁鸟自北方飞到南方；二候“玄鸟归”，燕子从南方飞回北方；三候“群鸟养羞”，鸟类开始储藏粮食准备过冬。

进入白露后，夜间气温降低，日夜温差变大，清晨时容易在叶片上看见露珠。随着冬季风慢慢增强，冷空气南下，部分地区出现阴雨，天气开始微有凉意，尤其是昼夜温差大，所以俗谚常说“白露勿露身”，叮咛大家早晚出门要多添件衣服，以防着凉感冒。

白露天气转凉，自然界的生物会开始储存养分，作为明年春天时生长的能量，所以中医认为白露后是服用转骨方的好时机，可以为孩子的成长储备养分。

秋季食材中，木瓜能够平肝和胃，含丰富的酵素，可促进消化，所含的β-胡萝卜素、维生素C和E具有抗氧化力，可减少人体细胞受到的自由基伤害。

中医师推荐养生食材

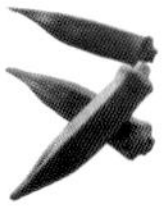

- □ 秋葵：很适合在这个时节食用，因为秋天主燥，秋葵性偏凉，且有丰富的黏液质，可润燥、护胃。

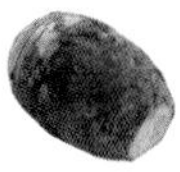

- □ 芋头：其淀粉及纤维量丰富，促进肠胃蠕动效果显著，不过需要注意生芋头是有小毒的，现代研究发现生芋头乳状液中有些成分易引起局部皮肤过敏，可用姜汁擦拭来缓解。

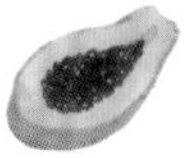

- □ 木瓜：含有微量番木瓜碱，每次食用量不宜过多。孕妇与过敏体质者不宜食用。

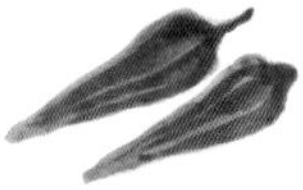

白露

公历9月7日~9日·凉风至，白露降，寒蝉鸣

❶ 秋葵

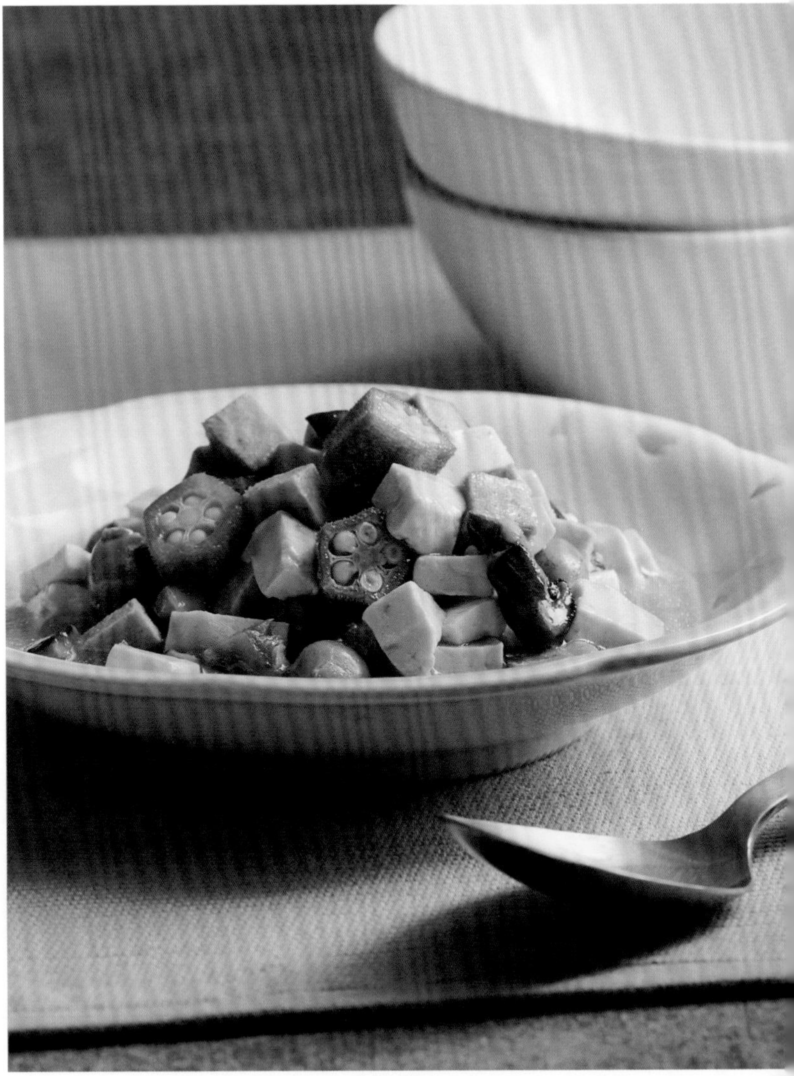

秋葵

秋葵黏液为一种黏蛋白，可保护消化道黏膜，且富含膳食纤维，可促进肠道蠕动。此外亦含钙、铁、糖等多种营养素及锌、硒等微量元素，是营养价值很高的蔬菜类。

什锦豆腐烩秋葵

准备时间 / 15 min
烹调时间 / 20 min

材料

秋葵 200 g　干香菇 2 朵
板豆腐 55 g　大豆油 1 茶匙
素火腿 15 g　生粉少许

调味料

树子酱 1 茶匙
盐少许

做法

1　秋葵洗净、去蒂；干香菇用清水冲净，泡水至软，备用。
2　板豆腐、素火腿、香菇分别切丁，备用。
3　将秋葵放入滚水中烫至熟，切短段，摆盘。
4　取炒锅加入油热锅，放入香菇丁爆香，加入素火腿丁、板豆腐丁拌炒。
5　放入树子酱、盐拌匀，倒入生粉水勾薄芡，淋在秋葵上面，即可食用。

〔营养成分分析〕

每 1 份量 100 g，本食谱含 3.3 份。

热量（kcal）	65	脂肪（g）	2.3	反式脂肪（g）	0	糖（g）	0.8
蛋白质（g）	3.7	饱和脂肪（g）	0.4	碳水化合物（g）	7.9	钠（mg）	132

〔营养师叮咛〕

凉爽的秋季是养肺及强化免疫能力的好时机，因此需留意季节的天气变化及饮食的调整。秋葵是高营养价值的蔬菜，除烩炒外，汆烫、凉拌冷食也是不错的选择。

〔主厨叮咛〕

秋葵在烹调前需在沸水中以中小火滚煮约3～5 min，以帮助去除涩味。

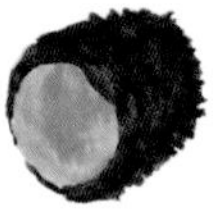

白露

❷ 芋头

公历9月7日~9日 · 凉风至，白露降，寒蝉鸣

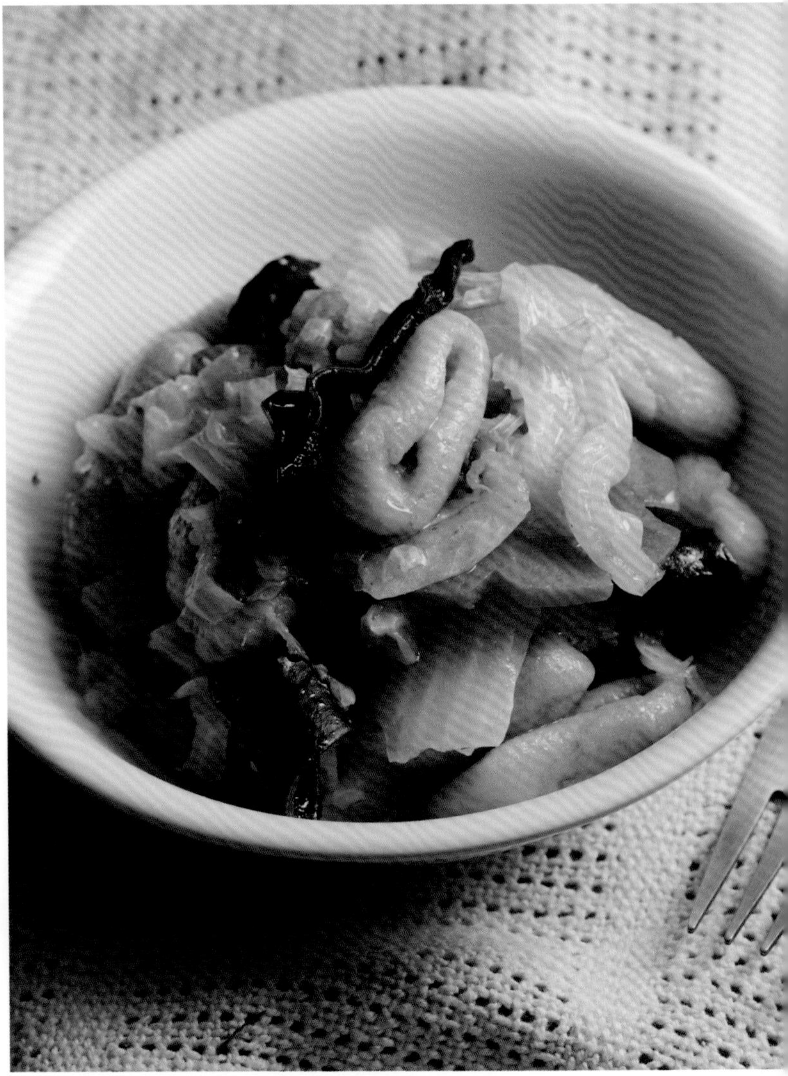

芋头

芋头品种很多，常见的香芋切口斑点多的口感会比较松。天然的芋头呈淡雅的紫色及淡淡的香气，市面上有些产品呈漂亮紫色及浓烈味道，大多是用香精调配出来的，选购时要特别注意哦！

芋香贝壳面

准备时间 / 15 min
烹调时间 / 20 min

材料

芋头丁 200 g　黑木耳 20 g
中筋面粉 200 g　大白菜 200 g
胡萝卜片 20 g　芹菜末 20 g
千叶豆腐 40 g　植物油 8 g

调味料

胡椒粉少许　水适量
盐 4 g　香油少许
姜末 20 g
酱油 20 g

做法

1 芋头丁放入蒸锅中蒸熟，取出加入中筋面粉揉匀至光滑，即成芋头面团，静置10 min。

2 将芋头面团搓成长条状，用手揪成小块，揉匀后压扁，再用拇指由内往外推压成贝壳形，即成贝壳面。

3 将贝壳面放入热水煮熟，捞出，浸泡冷水，备用。

4 大白菜洗净；千叶豆腐切块状；黑木耳去除硬梗，切小块。

5 取炒锅加入植物油热锅，放入姜末煸炒，加入胡萝卜片、千叶豆腐、黑木耳炒熟，续入大白菜拌炒。

6 加上贝壳面、胡椒粉、盐、酱油、水拌炒，盛盘，撒入芹菜末、香油拌匀，即可食用。

〔营养成分分析〕

每 1 份量 200 g，本食谱含 4 份。

热量（kcal）	309	脂肪（g）	6.7	反式脂肪（g）	0	糖（g）	0
蛋白质（g）	12.5	饱和脂肪（g）	0.6	碳水化合物（g）	53.1	钠（mg）	666

〔营养师叮咛〕

芋头原产于中国及印度，含有膳食纤维及糖类、维生素B_1、B_2、C及钙、磷、钾、镁、铁等。芋头比较容易产气，消化功能较差的避免食用过多。另外，芋头属于全谷根茎类，控制血糖的人要注意分量哦！

〔主厨叮咛〕

1 揉芋头面时，必须依每次芋头的含水量酌量添加水分，揉制耳垂的硬度即可使用。

2 芋头面团黏性较大，做贝壳面时可以撒些面粉以防沾黏。

3 贝壳面煮熟后泡冷水，作为凉面口感会更加有咬劲。

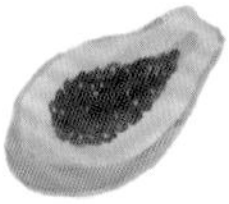

白露

公历9月7日~9日 · 凉风至，白露降，寒蝉鸣

③ 青木瓜

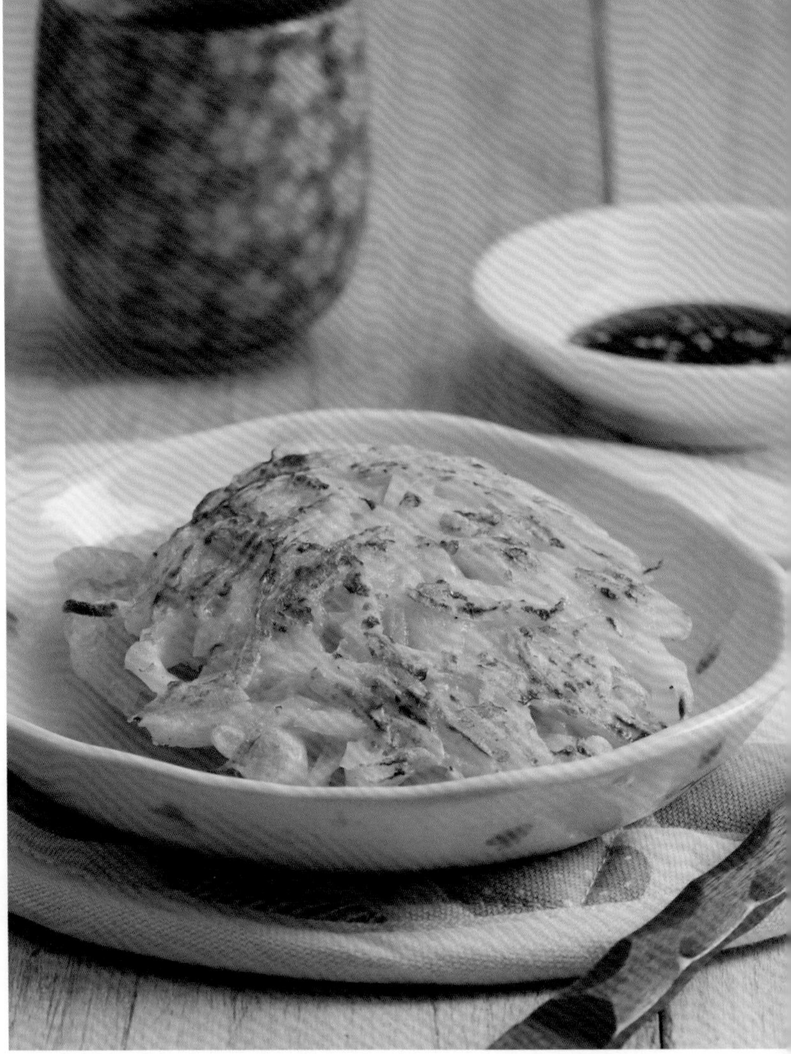

青木瓜

100 克青木瓜约提供 25 大卡的热量及 1 克的蛋白质，另外含有酵素，特别能把脂肪分解成脂肪酸。木瓜酵素也称木瓜蛋白酶，能够促进蛋白质、糖类和脂肪的分解消化，有利于人体对食物的吸收和利用，具有一定的减肥和改善肤质的作用。

青木瓜煎饼

准备时间 / 8 min
烹调时间 / 20 min

材料

中筋面粉 120 g
水 120 mL
半熟青木瓜丝 120 g

调味料

油 40 g
胡椒盐少许（依照个人口味添加）

做法

1 将中筋面粉放入容器中，加入水混合均匀呈面糊状。
2 放入半熟青木瓜丝再混合均匀，静置约10 min（使面糊与水融合）。
3 取一煎锅，加入少许油加热后，倒入适量的木瓜丝面糊，双面煎熟。
4 依序全部完成煎熟后，撒上胡椒盐，即可食用。

〔营养成分分析〕

每1份量100 g，本食谱含4份。

热量（kcal）	206	脂肪（g）	10.4	反式脂肪（g）	0	糖（g）	0
蛋白质（g）	3.5	饱和脂肪（g）	1.4	碳水化合物（g）	24.7	钠（mg）	1.9

〔营养师叮咛〕

木瓜本身含有抗氧化的维生素A、β-胡萝卜素及番茄红素，具有预防癌症的效果。其中的木瓜酵素能帮助肠胃消化及吸收。

〔主厨叮咛〕

建议选择半熟青木瓜较佳，若是使用已熟成的木瓜烹调后容易出水。

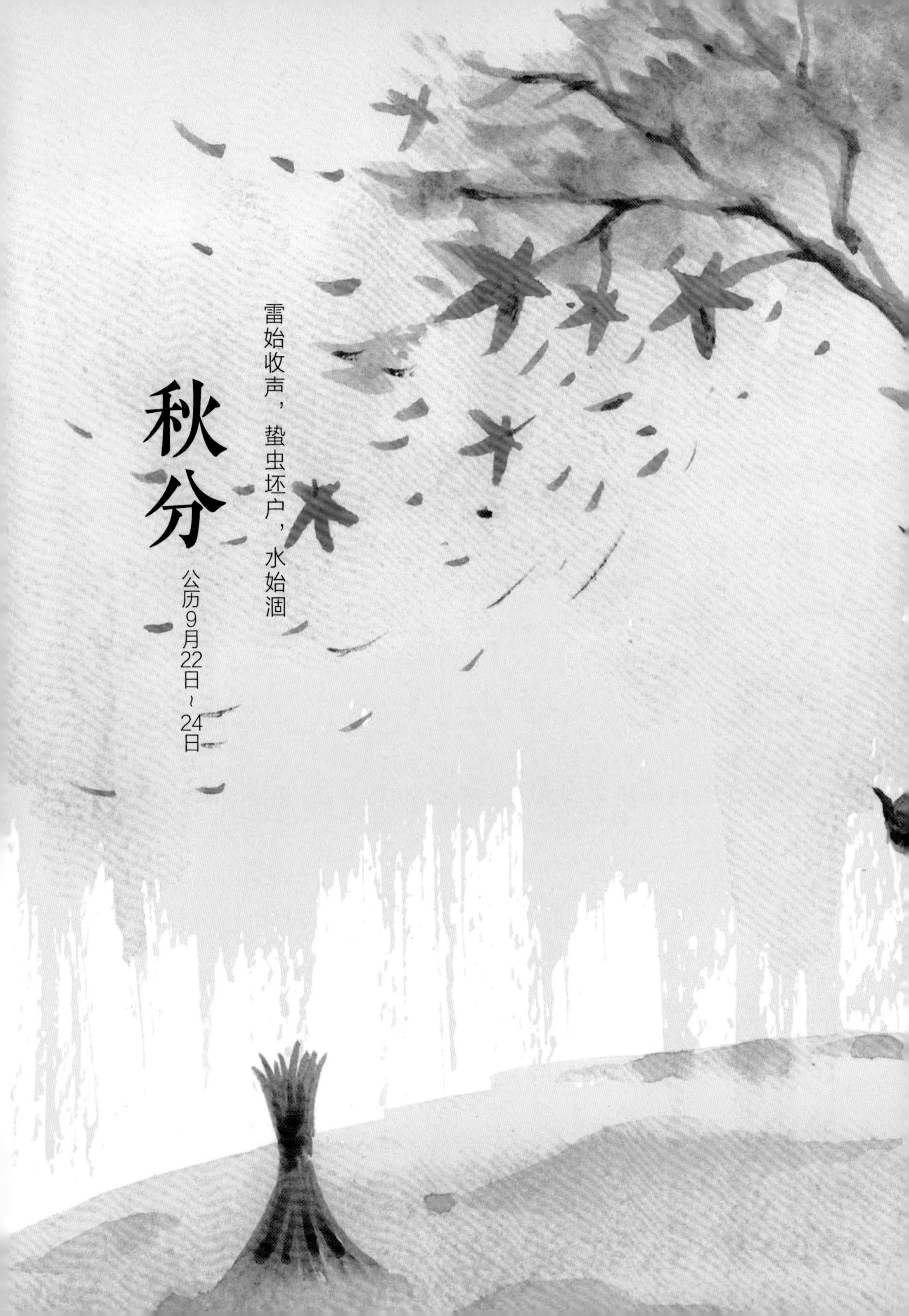

秋分

公历9月22日~24日

雷始收声，蛰虫坯户，水始涸

秋分，是秋季的第四个节气。秋分分为三候：初候“雷始收声”，古人认为雷是因为阳气盛而产生，秋分后换阴气开始旺盛，所以雷就开始少了；二候“蛰虫坯户”，天气变冷，小虫躲进洞里，用细土将洞口封住以防寒气侵入；三候“水始涸”，降雨减少，加上天气干燥、水汽蒸发快，一些水塘、水池便开始干涸。

秋分的“分”代表“半”的意思，太阳在这一天到达黄经180度，直接照射地球赤道，此日 24 小时昼夜均分。《春秋繁露·阴阳出入上下篇》曰：“秋分者，阴阳相半也，故昼夜均而寒暑平。”到了秋分的节气，天气已经进入至秋季，在这个昼夜时间相等的节气，人们在养生中也应该依循阴阳平衡的规律，使机体保持“阴平阳秘”的原则。

中医师推荐养生食材

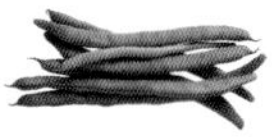

□ 扁豆：性味甘，微温，归脾、胃经，具有健脾、化湿、消暑之作用。《食疗本草》中提道：“患冷气人勿食。”“冷气”是指体内气虚生寒，脏腑被寒气所困导致的疾病，表现为腹胀、腹痛，手脚冰凉，面色发青，或是怕冷身体打战，咳嗽声音嘶哑，关节酸痛等症状。

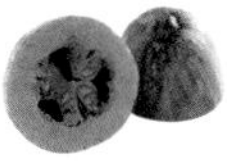

□ 南瓜：古人认为吃了南瓜能够储备能量好过冬。性温味甘，入脾、胃经，具有补中益气、消炎止痛、化痰排脓及增强机体免疫力等功用。

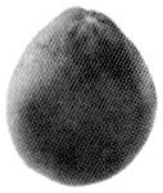

□ 柚子：性味酸、寒，具有润肺清肠、生津止渴、补血健脾开胃等功能。柚子含丰富的维生素C及膳食纤维。体质偏寒、容易腹泻的人不宜多食，胃酸过多、患有胃食道逆流的人亦要少吃。

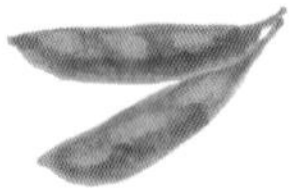

秋分

公历9月22日~24日 · 雷始收声，蛰虫坯户，水始涸

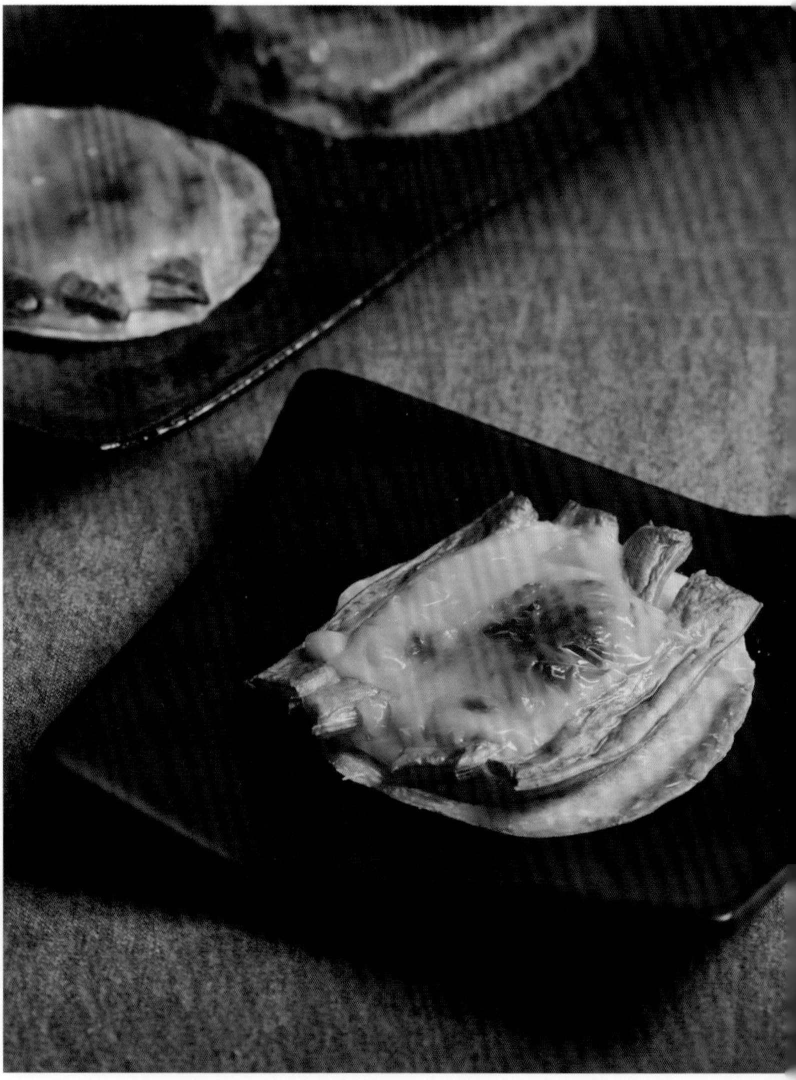

❶ 扁豆

扁豆

蔬菜扁豆每100克含热量24大卡，蛋白质2.4克。相比其他蔬菜蛋白质含量较高，豆荚类是良好的膳食纤维及钾离子的来源。痛风患者请放心享用扁豆，扁豆是低嘌呤食物。

扁豆芝士脆饼

准备时间 / 10 min
烹调时间 / 15 min

材料

饺子皮 8 片
扁豆 100 g
植物芝士片 4 片

调味料

黑胡椒粉 0.5 g

做法

1 先将烤箱以200 ℃预热10 min。
2 扁豆洗净，撕除粗丝，切长段；植物芝士片切成条状。
3 饺子皮取2片堆栈，放入平底锅干煎至微金黄色。
4 烤盘铺上烘焙纸，分别放入饺子皮，撒上黑胡椒，放入扁豆、芝士片。
5 移入烤箱以200 ℃烤10 min，取出，即可食用。

〔营养成分分析〕

每 1 份量 30 g，本食谱含 4 份。

热量（kcal）	53.2	脂肪（g）	1.51	反式脂肪（g）	0	糖（g）	0
蛋白质（g）	2.37	饱和脂肪（g）	0	碳水化合物（g）	7.74	钠（mg）	187

〔营养师叮咛〕

豆荚科蔬菜中含有皂素，不适合生食，毒素煮熟后会被破坏，可放心享用。豆荚科蔬菜来自印度，斋戒月煮成咖喱，混合其他豆类食用可增加蛋白质摄取，还富含水溶性纤维可增加肠道蠕动，促进有益菌生长。

〔主厨叮咛〕

扁豆俗称“丑豆”，号称菜豆类中最美味的品种，去掉粗纤维可增加口感。这道料理很适合包饺子后的剩皮再利用。

秋分 ② 南瓜

公历9月22日~24日·雷始收声，蛰虫坯户，水始涸

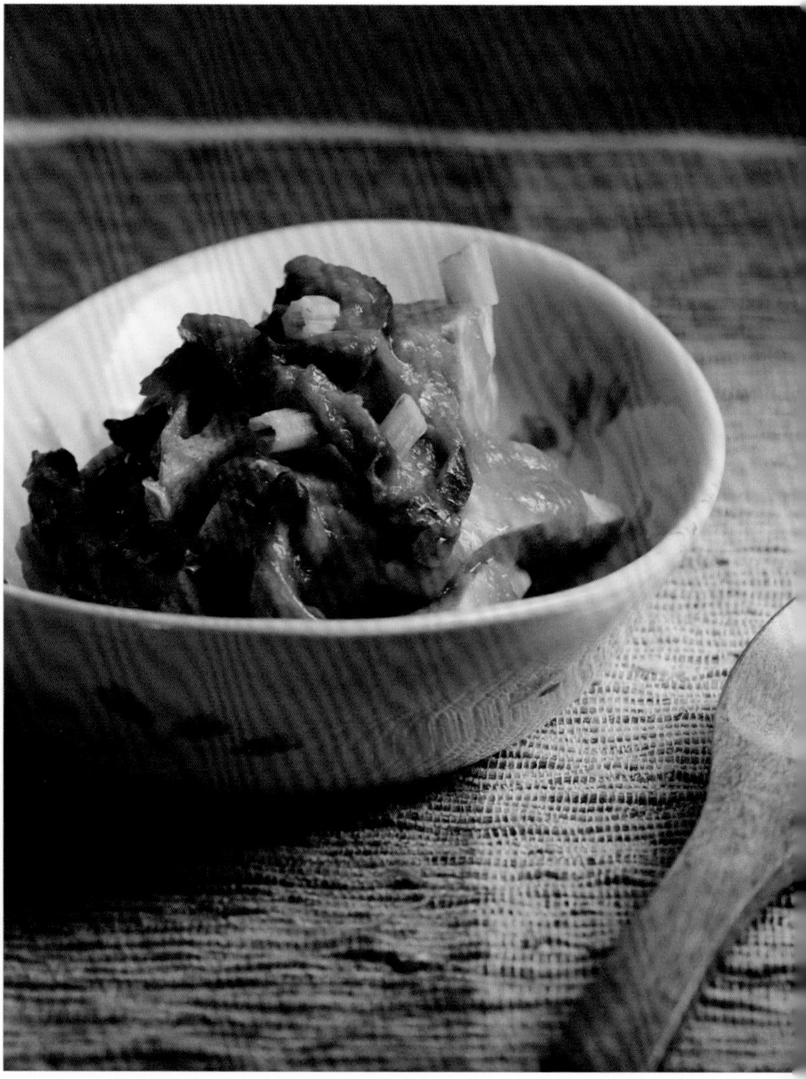

南瓜

每 100 克可提供 70 大卡热量，2 克蛋白质。南瓜的 β－胡萝卜素含量是瓜类之冠。除 β－胡萝卜素，还含维生素 C 和 E 等皆具抗氧化作用，有助于预防癌症。秋分时节，气候交替，摄取足够是维生素有助于增强抵抗力。

百叶南瓜烧

准备时间 / 15 min
烹调时间 / 20 min

材料

南瓜 200 g
干香菇 10 g
千叶豆腐 160 g

调味料

酱油膏 40 g
黑胡椒酱 15 g
姜末 1 g
生粉 2 g
水 50 mL

做法

1 南瓜洗净，去皮及籽，切片，蒸熟，备用。
2 干香菇冲净，浸泡水至软，切片；千叶豆腐切片。
3 将全部的调味料放入容器中混匀，备用。
4 将千叶豆腐片、香菇片、做法3放入锅中，以中火加盖焖煮至收汁。
5 加入蒸好的南瓜均匀拌匀，即可食用。

〔营养成分分析〕

每 1 份量 116 g，本食谱含 4 份。

热量（kcal）	148.2	脂肪（g）	8.6	反式脂肪（g）	0	糖（g）	0.05
蛋白质（g）	8.8	饱和脂肪（g）	1.3	碳水化合物（g）	11.7	钠（mg）	663

〔营养师叮咛〕

南瓜的可溶性膳食纤维含量很丰富，有助于降低胆固醇及延缓糖类吸收。还含有丰富的果胶，与淀粉类食物混吃，能减缓碳水化合物吸收；果胶在肠道也会形成凝胶状，让消化酶和营养物质的分子无法均匀混合，延缓肠胃排空，增加饱腹感。

〔主厨叮咛〕

酱油膏及胡椒酱的用量可依自己的喜好调整咸度。

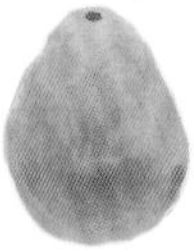

秋分 ③ 柚子

公历9月22日~24日 · 雷始收声，蛰虫坯户，水始涸

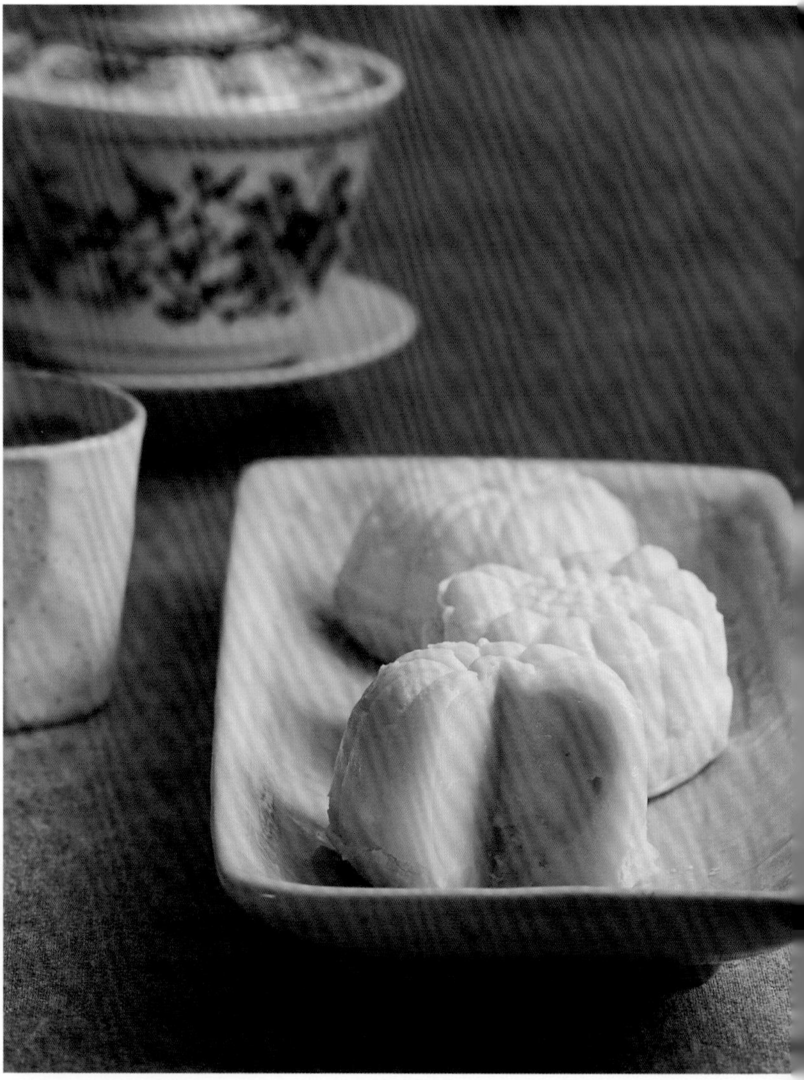

柚子

100克柚子约提供60大卡热量。随着年龄增长，身体各方面机能下降，适量摄取柚子能帮助身体吸收钙、铁。所含的叶酸还可预防贫血，也是婴幼儿发育所需的营养素。

冰皮柚香月饼

准备时间 / 10 min
烹调时间 / 60 min

材料

无糖豆浆 75 mL
色拉油 8 g
糯米粉 20 g
粘米粉 16 g

调味料

澄粉 8 g
糖粉 50 g
麻薏粉（上色）1 g
新鲜柚子果肉 40 g
白豆沙 80 g

做法

1 无糖豆浆、色拉油、糖粉放入容器中拌匀，倒入糯米粉、粘米粉、澄粉，用手抓匀至无颗粒。
2 放入蒸笼中，蒸30 min左右至熟，续焖10 min，取出。
3 加入麻薏粉，用手揉至表面光滑，静置后冷却，即完成外皮。
4 白豆沙包入柚子果肉，即成内馅。
5 取适量内馅及外皮，包成月饼状，放入模型按压造型，依序全部完成，即可食用。

〔营养成分分析〕

每 1 份量 40 g，本食谱含 4 份。

热量（kcal）	157	脂肪（g）	4.9	反式脂肪（g）	0	糖（g）	4.6
蛋白质（g）	2.2	饱和脂肪（g）	0.2	碳水化合物（g）	25.2	钠（mg）	52.7

〔营养师叮咛〕

中秋佳节，月圆人团圆，齐聚烤肉往往摄取过多油脂，柚子含有丰富的维生素、纤维素及柚皮苷，可降低血液黏稠度，预防血栓及心血管疾病。但柚子的纤维不易消化，吃太多易造成腹部胀气，肠胃功能不佳者应酌量摄取。

〔主厨叮咛〕

成品一般冷藏可保存3天。

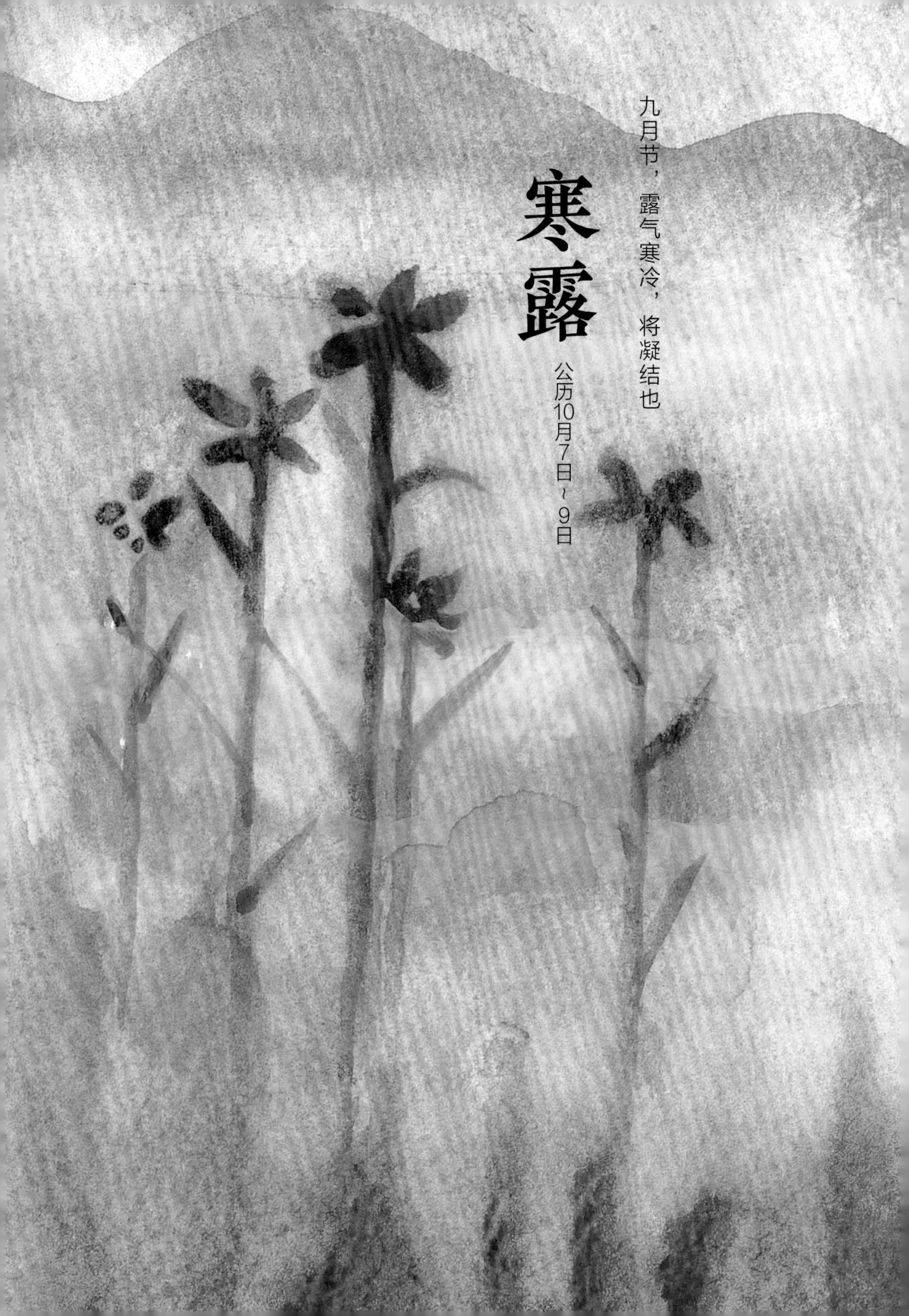

寒露

九月节，露气寒冷，将凝结也

公历10月7日~9日

寒露，是秋季的第五个节气。寒露分为三候：一候“鸿雁来宾”，鸿雁南迁，仲秋先到的称为主，季秋后到的称为宾；二候“雀入大水为蛤”，古人观察到此时天上的雀鸟不见了，而海里的蛤蜊却多了，因此认为是雀鸟飞入海中变成了蛤蜊；三候“菊有黄华”，此时正是菊花开放的时节。

此时白天通常温度仍偏高，因此日夜温差大的情况下，早晚宜注意添加衣服，以防受凉。谚语有“九月台，无人知”之说，若有台风来袭，往往令人较无防范，而台风带来的强风暴雨，在中医观念中属于外感六淫中的“风邪”“湿邪”，风性善行而数变、湿性黏滞易缠绵，所以此时如果不慎受到风邪或寒邪，病程较易变化拖延，不可轻忽。

中医师推荐养生食材

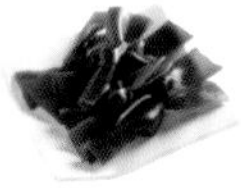

☐ 海带：在《本草纲目》中记载，气味“咸、寒、无毒”，可治疗“水病瘿瘤”，指的就是对颈部肿块有治疗的功能；从现代研究的角度来看，海带中含有丰富的碘，比较适合甲状腺低下的患者，若是甲状腺亢进的患者就不适合啰！

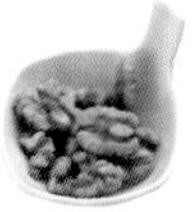

☐ 核桃：气味“甘、平、温、无毒”，可以滋养濡润肌肤、使毛发乌黑亮泽；但是核桃偏温热，阴虚火旺者不宜吃太多，容易生痰、上火等。

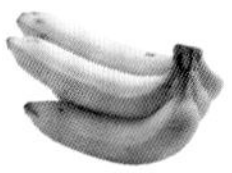

☐ 香蕉：在中医属性分类上，认为香蕉较寒凉，因此在秋天开始转凉后应少吃，建议饭后食用，减少寒凉对脾胃的刺激。另外，肌肉酸痛或有跌打损伤的患者，也不适合吃得太多。

寒露

公历10月7日~9日 · 九月节，露气寒冷，将凝结也

❶ 海带

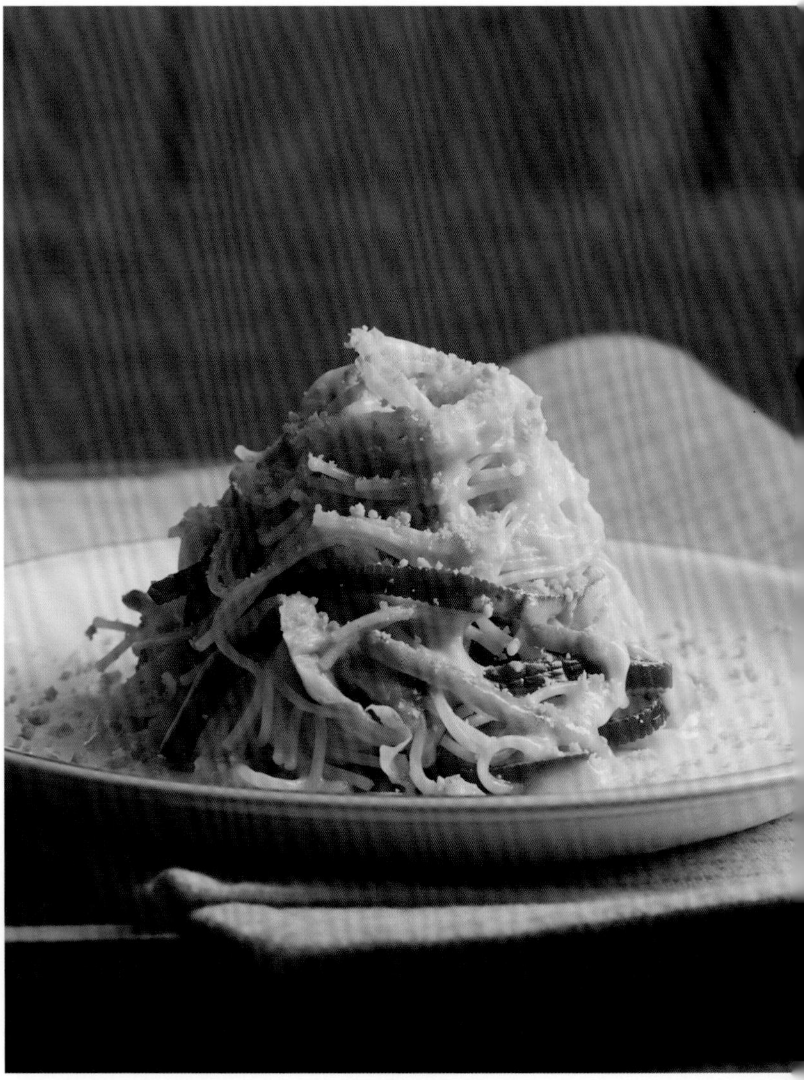

海带

海带具有丰富的铁、钙、碘及膳食纤维等营养素。矿物质碘可以促进血液中的脂肪代谢。进入寒气时节，身体容易感到饥饿，摄取富含膳食纤维的海带，可止饥且热量又低。但建议甲状腺亢进患者避免食用富含碘类食物。

海丝意大利面

准备时间 / 8 min
烹调时间 / 20 min

材料

意大利面条 220 g
海带丝 160 g
包菜 140 g
杏鲍菇 60 g
胡萝卜丝 40 g
无糖豆浆 400 mL

调味料

高汤 400 g
盐 2 g
植物奶油 20 g
生粉水
（生粉 3 g+ 水 17 mL）

做法

1 包菜洗净，切丝；意大利面放入滚水中煮熟，捞起，备用。
2 海带丝放入滚水中汆烫，捞起；杏鲍菇洗净，切丝，备用。
3 将无糖豆浆、高汤、植物奶油、盐放入锅中，以小火熬煮约5 min。
4 加入意大利面条、海带丝、包菜丝、胡萝卜丝、杏鲍菇丝煮熟，倒入生粉水煮至稍微收汁，即可食用。

〔营养成分分析〕

每 1 份量 360 g，本食谱含 4 份。

热量（kcal）	316	脂肪（g）	6.76	反式脂肪（g）	0	糖（g）	0
蛋白质（g）	11.6	饱和脂肪（g）	0.1	碳水化合物（g）	56.9	钠（mg）	4227

〔营养师叮咛〕

海带含碘，可促进血液中脂肪的代谢，其丰富的膳食纤维则可降低血中胆固醇。但怀孕期或哺乳期不宜过量食用，因为碘会通过血液循环从胎盘或乳汁传给胎儿或婴幼儿，过多摄入可能导致甲状腺功能异常。

〔主厨叮咛〕

制作白酱时盐分的用量，可以依个人口味及高汤咸度做调整，若是高汤本身咸度够，建议减少盐量。

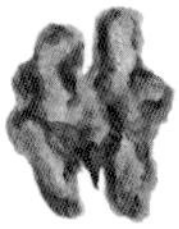

寒露 ② 核桃

公历10月7日~9日 · 九月节，露气寒冷，将凝结也

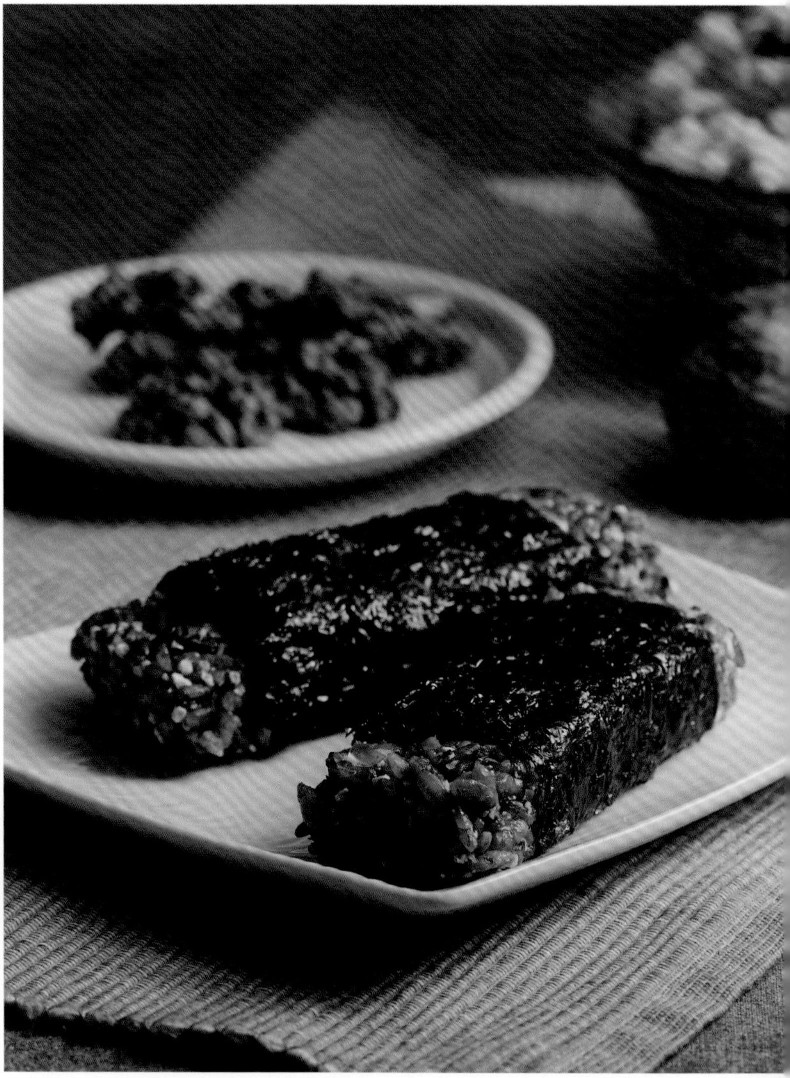

核桃

坚果类富含亚麻油酸及次亚麻油酸等多元不饱和脂肪酸，为必需脂肪酸，最好是低温烘烤，并趁新鲜原型态摄取，以避免产品氧化变质。坚果类建议每天摄取一份，每份热量约为1茶匙（5克）油脂的热量，取代每日油脂摄取量。

核桃玉米花营养棒

准备时间 / 20 min
烹调时间 / 20 min

材料

核桃仁 8 颗（约 30 g）
红糯米饭 200 g
爆米花 60 g
葡萄干 40 g
海苔片 1 大片

调味料

肉桂粉
（或黑糖粉）少许

做法

1 将全部的材料放入食物料理机搅拌均匀；海苔片剪小片状，备用。
2 取方型深盘，放入做法1杂粮饭铺平，移入冰箱冷却。
3 取出，切块状，撒上肉桂粉（或黑糖粉），以海苔片包起，依序全部完成，即可食用。

〔营养成分分析〕

每 1 份量 95 g，本食谱含 4 份。

热量（kcal）	233	脂肪（g）	5	反式脂肪（g）	0	糖（g）	5
蛋白质（g）	4	饱和脂肪（g）	0	碳水化合物（g）	43	钠（mg）	88

〔营养师叮咛〕

秋凉之季宜运动养生，将坚硬的坚果种子与米饭调和，制成核桃玉米花营养棒，可当早餐，也适合运动中携带补充，蒸软亦是方便老人摄取的点心。核桃含有丰富的不饱和脂肪酸，适量摄取有助于柔润肌肤与血脂保健。

〔主厨叮咛〕

做好的米棒分切并以海苔包装成条棒状，方便携带及进食，冷藏冰存于三天内食用口感较佳。

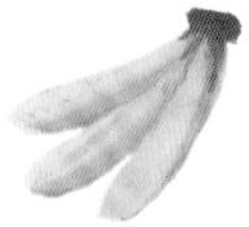

寒露 ③ 香蕉

公历10月7日~9日·九月节，露气寒冷，将凝结也

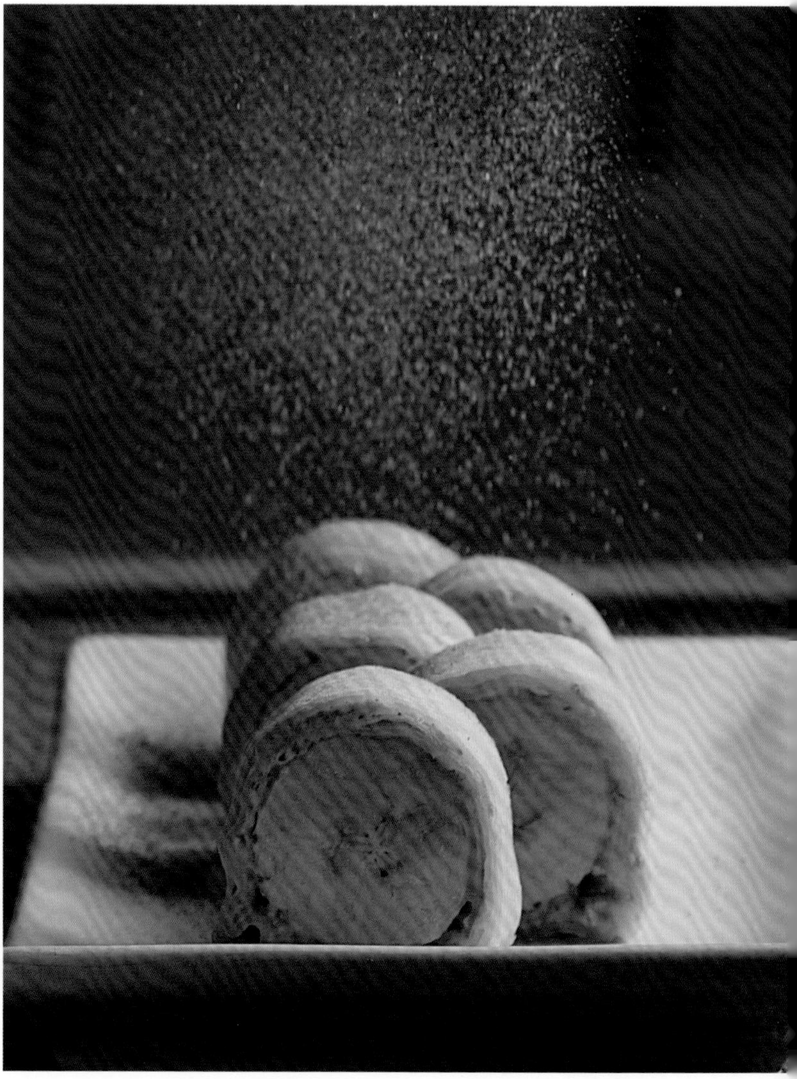

香蕉

香蕉是具备多重功效的水果，富含糖类、膳食纤维、钾和镁离子等成分，从中可以很容易地摄取各种营养素。香蕉品种众多，适合定期定量采购摄取，是家庭常备保健之圣品，糖尿病或肾脏疾病患者应适量摄取。

香蕉锅饼

准备时间 / 15 min
烹调时间 / 20 min

材料

香蕉 4 根
燕麦片 80 g
越南春卷皮 8 片

调味料

热水 300 mL
巧克力粉少许
植物油 20 g

做法

1 香蕉洗净，去皮，备用。
2 燕麦片放入容器中，倒入热水泡软至泥状，备用。
3 取两片越南春卷皮摊平，放入适量的燕麦泥及香蕉卷成圆形状。
4 取一平底锅加入植物油热锅，放入做法3以小火煎至表皮金黄，切块，摆盘，撒上巧克力粉，即可食用。

〔营养成分分析〕

每 1 份量 180 g，本食谱含 4 份。

热量（kcal）	210	脂肪（g）	7	反式脂肪（g）	0	糖（g）	3
蛋白质（g）	1	饱和脂肪（g）	2	碳水化合物（g）	33	钠（mg）	65

〔营养师叮咛〕

香蕉的膳食纤维含量丰富，有利于排除宿便，糖尿病者应适量摄取，搭配燕麦有利于稳定血糖，是一道适合温热食用的高纤早餐与甜点。

〔主厨叮咛〕

1 干燥的越南春卷皮快速均匀地沾少量水软化即可使用，避免浸泡过久而太软。
2 香蕉1根带皮重量约 95 g，果肉可食用的部分约重量 70 g。香蕉皮的褐色斑点愈多口感愈甜，建议选用微熟的香蕉口感较好。

霜降

霜降水泉涸，风紧草木枯

公历10月23日~24日

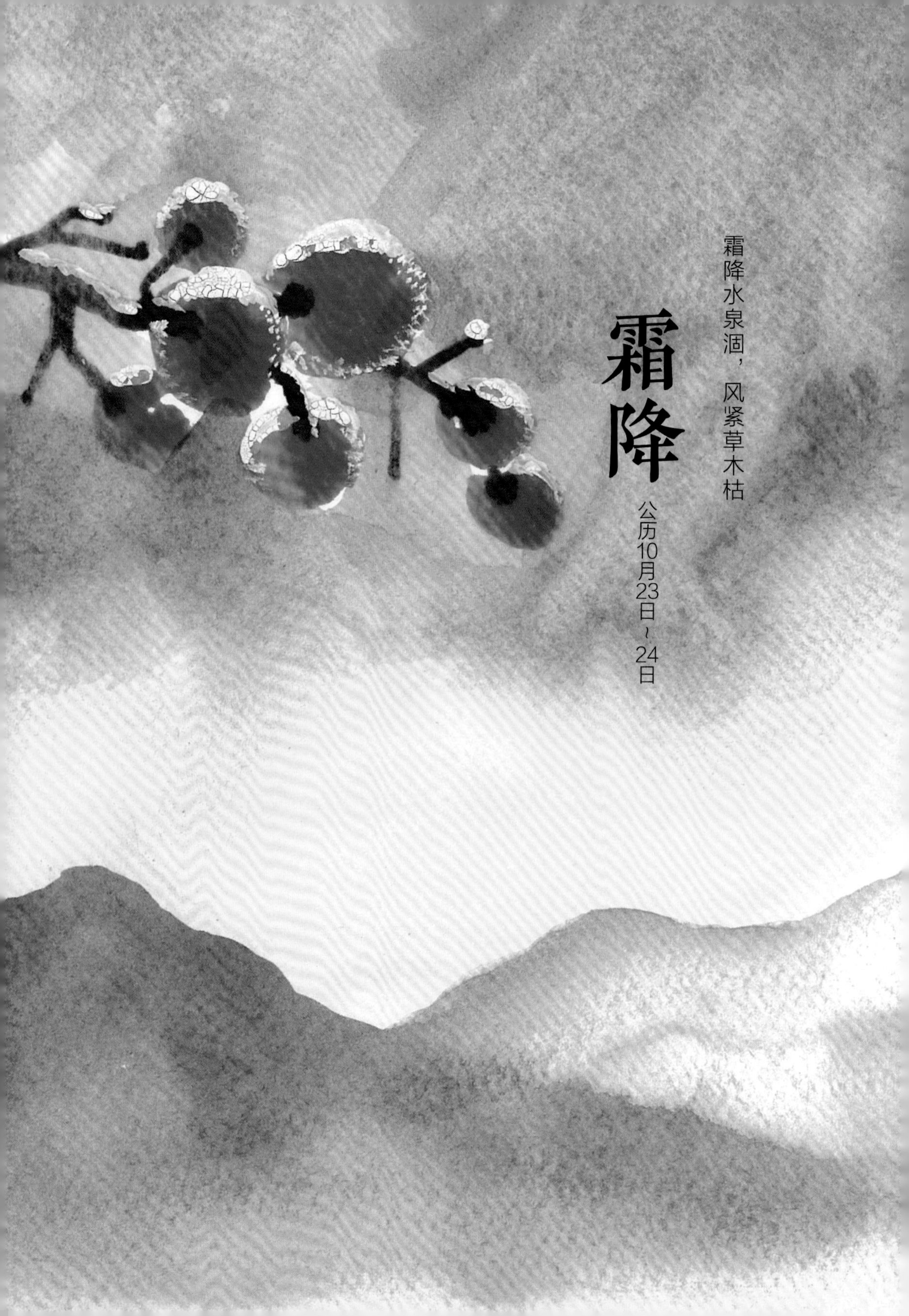

霜降，是秋季的最后一个节气，《月令七十二候集解》曰：“霜降，九月中。气肃而凝露结为霜矣。”霜降分为三候：一候“豺乃祭兽”，豺狼此时会猎食大量的动物；二候“草木黄落”，植物的叶子纷纷枯黄飘落；三候“蛰虫咸俯”，昆虫都潜伏在洞穴过冬。

霜降为秋季最后一个节气，在北方此时露水会凝结成霜，大自然万物即将进入萧瑟的冬季。中医讲究天人合一，人与自然相应，此时当注重保养储藏精气，如《黄帝内经》所云：“圣人春夏养阳，秋冬养阴。”霜降之后气温降低愈来愈明显，应注重保暖，预防受寒。《伤寒论》有云：“九月霜降节后，宜渐寒”，“从霜降以后，至春分以前，凡有触冒霜露，体中寒即病者，谓之伤寒也。”即提醒霜降之后易感受寒邪而生病。

中医师推荐养生食材

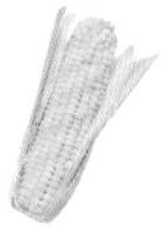

- □ 玉米：在《本草纲目》中又称“玉蜀黍”“玉高粱”，气味是“甘、平、无毒”，有“调中开胃”之效，也就是促进食欲、帮助肠胃道消化的作用。

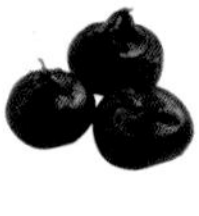

- □ 荸荠：气味为“甘、微寒、滑、无毒”。适量食用可帮助消化、祛除体内热气。但性质偏寒凉，霜降气候已渐转为寒冷，建议不可食用太多，以免造成腹部不适。

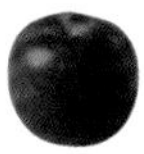

- □ 苹果：在《滇南本草》记载“久服轻身延年，黑发”，具有养生长寿、乌黑毛发的功用，并且能“通五脏六腑，走十二经络”，但是也提醒到“小儿不可多食，多食发疳积”。所以，任何食物都应该适时适量地取用，这也是中医一再强调的中庸之道。

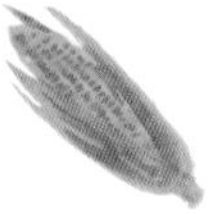

霜降

公历10月23日~24日·霜降水泉涸，风紧草木枯

❶ 玉米

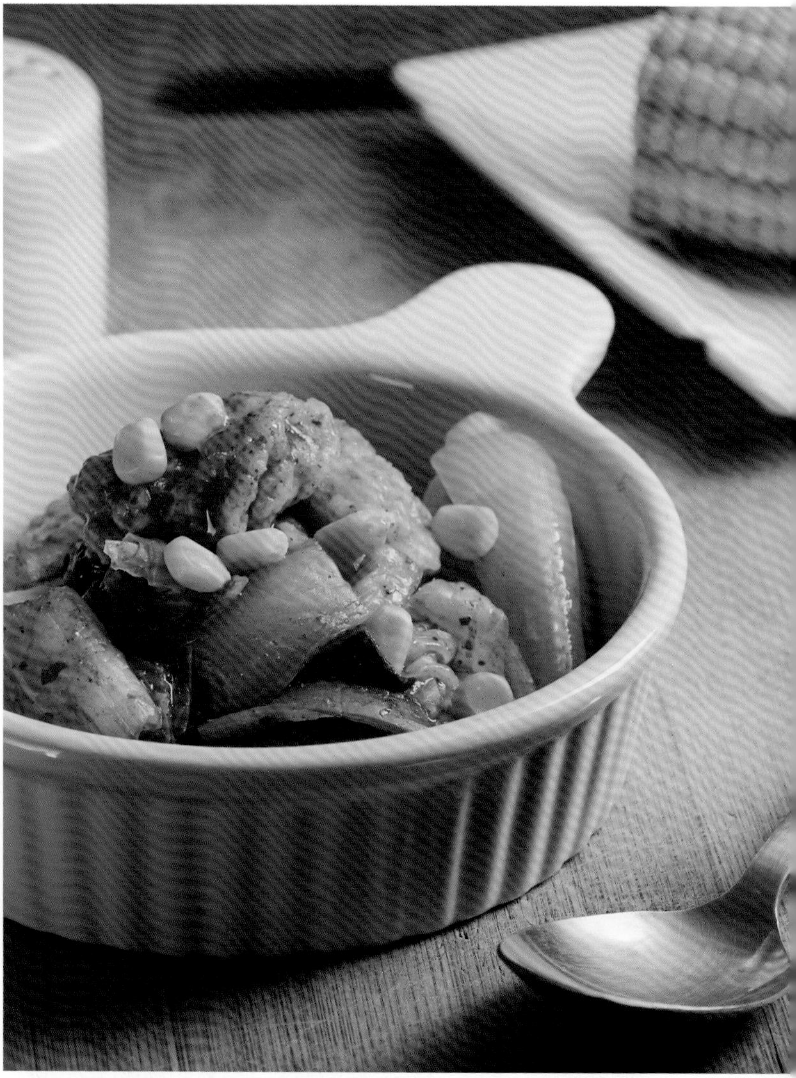

玉米

玉米入菜时，要酌量减少当餐的其他主食，如米饭、面或根茎淀粉类食物。清洗玉米时，建议在流动清水下以软毛刷从头到尾轻轻地刷洗，或再泡水溢流冲洗。玉米的品种很多，可依自身健康状况与消化能力，选择适合的玉米。

韩式玉米面疙瘩

准备时间 / 25 min
烹调时间 / 30 min

材料

玉米 260 g（两小条）
中筋面粉 80 g
白萝卜 120 g
海带 8 g
金针菇 200 g
水 200 mL
韩式泡菜 80 g
上海青 4 小根

调味料

盐及香油少许

做法

1 将适量水与白萝卜、海带及金针菇煮成高汤（汤量依个人喜好调整）备用。
2 将新鲜玉米粒切下与面粉放入料理机打匀，加适量的水拌匀形成面糊。
3 面糊以茶匙舀入滚水烫熟，即成面疙瘩，备用。
4 将高汤倒入汤锅，放入韩式泡菜、上海青、面疙瘩煮滚，加入调味料，即可食用。

〔营养成分分析〕

每 1 份量 350 g，本食谱含 4 份。

热量（kcal）	193	脂肪（g）	3	反式脂肪（g）	0	糖（g）	0
蛋白质（g）	5	饱和脂肪（g）	0	碳水化合物（g）	32	钠（mg）	210

〔营养师叮咛〕

玉米富含粗纤维，可促进肠壁蠕动，制成面疙瘩保留香气且更方便进食。霜降天气转凉，搭配泡菜微辣提味，顺应气候变化，忌生冷宜摄取暖食。

〔主厨叮咛〕

韩式泡菜有咸度，调味盐适量，才不会味道过咸，避免久煮，可保持口感。

霜降

❷ 荸荠

公历10月23日~24日 · 霜降水泉涸，风紧草木枯

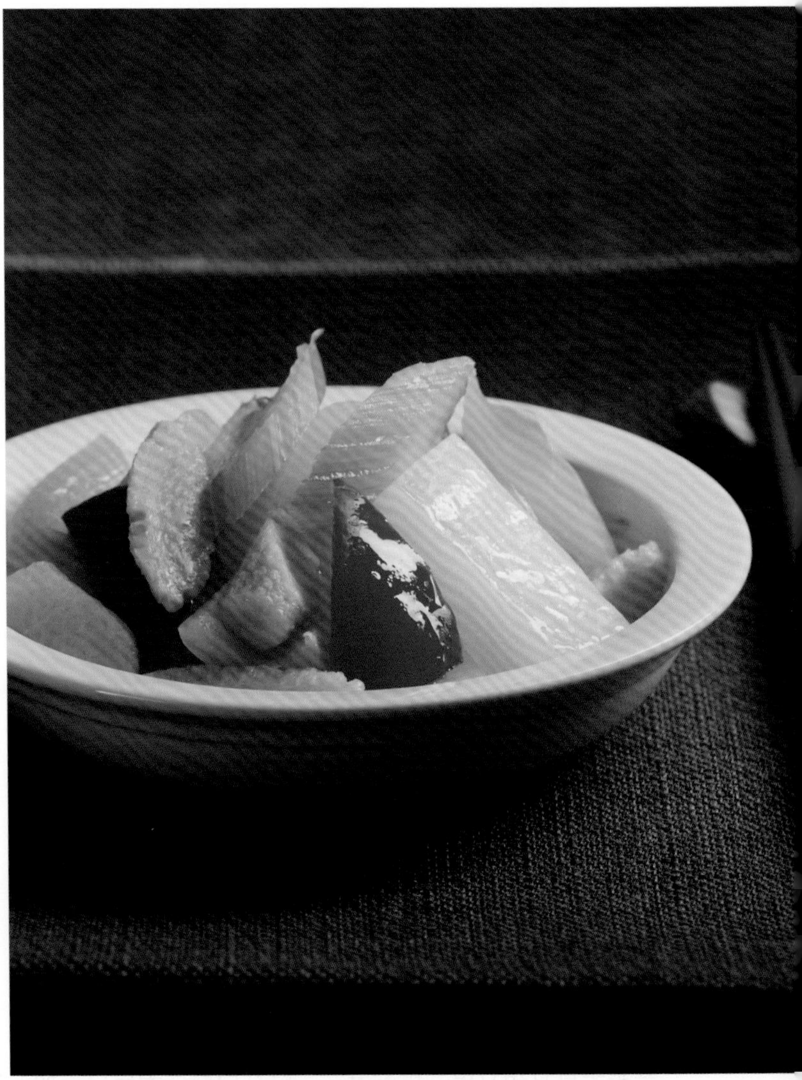

荸荠

荸荠口感脆甜，适合与各类食物搭配，但容易腐烂，挑选较硬的、无碰伤或凹痕的为佳。最好以完整不去壳的形态存放，放在冰箱最冷的地方可保存两个礼拜，无论生的、熟的、去壳或是未去壳的荸荠，都可冷冻保存。

脆炒三鲜

准备时间 / 20 min
烹调时间 / 25 min

材料

荸荠 8 颗（约 120 g）
魔芋 120 g
鲜香菇 100 g
彩椒 120 g
西芹 120 g
油 20 g

调味料

姜末 5 g
酱油少许
香油少许

做法

1 荸荠洗净，削皮，斜刀切片；香菇、西芹、彩椒分别洗净，切薄片，备用。

2 取一炒锅加油热锅，放入姜末炒香，加入魔芋、荸荠片、香菇片、西芹片、彩椒片快速拌炒至熟。

3 加入全部调味料拌炒均匀，即可盛入盘享用。

〔营养成分分析〕

每 1 份量 110 g，本食谱含 4 份。

热量（kcal）	90	脂肪（g）	5	反式脂肪（g）	0	糖（g）	0
蛋白质（g）	2	饱和脂肪（g）	0	碳水化合物（g）	10	钠（mg）	135

〔营养师叮咛〕

荸荠本身又甜又脆，搭配魔芋、鲜菇口感佳香气足，加上各种富含植化素的蔬菜，可增强抗氧化能力，有效达到保健效果，预防慢性疾病及增强免疫力。

〔主厨叮咛〕

荸荠斜切片可稍放大，避免与其他食材配合显得太小；拌炒蔬菜可视食材熟度依序下锅拌炒，则能维持蔬菜鲜脆甜美的口感。

霜降 ③ 苹果

公历10月23日~24日 · 霜降水泉涸，风紧草木枯

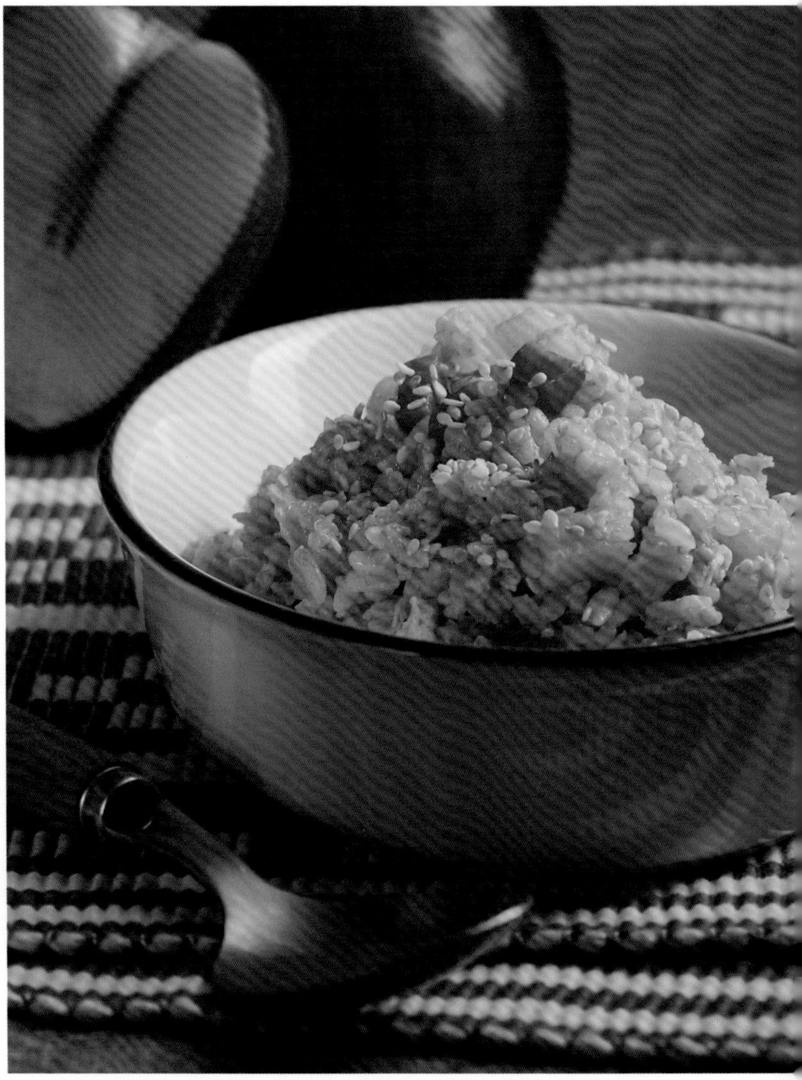

苹果

部分苹果品种在节气“霜降”后，愈冷愈结蜜。苹果富含膳食纤维，维生素 A、B 族、C。其非水溶性纤维可减少消化道吸收坏的胆固醇；水溶性膳食纤维可防止肝脏制造坏的胆固醇，因此苹果具有保护心血管的功能。

果香炒饭

准备时间 / 5 min
烹调时间 / 10 min

材料

富士苹果 200 g
豆腐 200 g
白饭 800 g
油 60 g

调味料

姜黄粉 12 g
盐 1 g
番茄酱 60 g

做法

1 苹果洗净，削皮，切丁；豆腐放入容器中，用叉子捣碎。

2 取炒锅加入少许油热锅，放入豆腐碎，略翻炒，一边撒上姜黄粉，炒成鸡蛋状，起锅，备用。

3 再放入少许油，加入白饭拌炒松散，放入盐、番茄酱炒匀。

4 加入豆腐碎、苹果丁拌匀，即可食用。

〔营养成分分析〕

每 1 份量 320 g，本食谱含 4 份。

热量（kcal）	615	脂肪（g）	20.7	反式脂肪（g）	0	糖（g）	0
蛋白质（g）	13.5	饱和脂肪（g）	1.84	碳水化合物（g）	93.6	钠（mg）	588.4

〔营养师叮咛〕

苹果因含多酚类物质，在酵素作用下会氧化变色。削皮后放入盐水中，或用保鲜膜盖住放进冰箱，可防止变色。

〔主厨叮咛〕

用姜黄粉加豆腐碎，就是素“炒蛋”的做法，可依个人偏好添加咖喱粉着色哦。苹果起锅前再加入，可维持其口感。

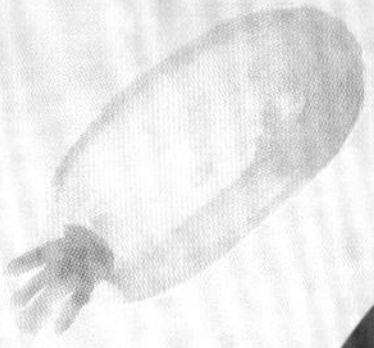

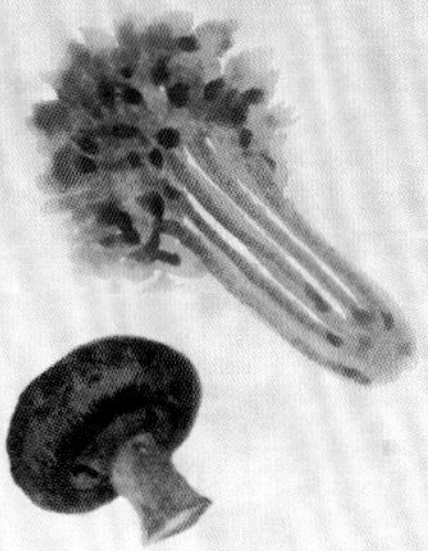

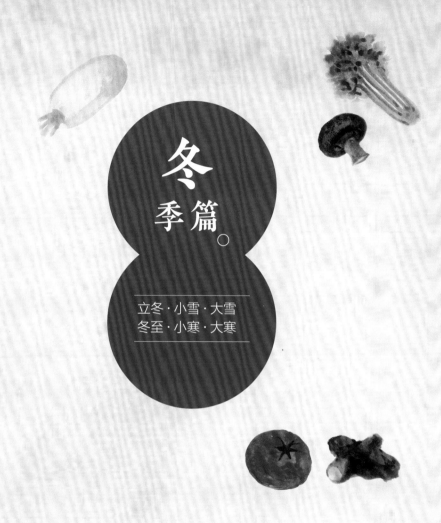

冬季篇

立冬 · 小雪 · 大雪
冬至 · 小寒 · 大寒

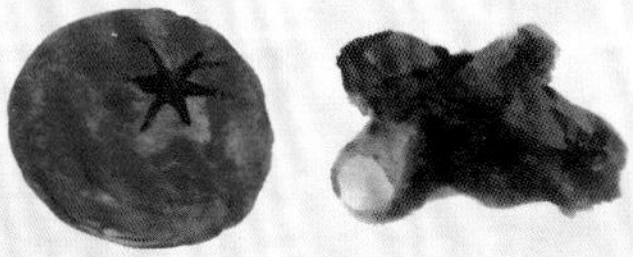

节气食材

立冬	山药	银耳	草莓
小雪	栗子	芹菜	洛神花
大雪	猴头菇	白萝卜	大白菜
冬至	老姜	香菇	黑木耳
小寒	茼蒿	番茄	马铃薯
大寒	芥菜	甘薯	黑芝麻

冬季总论

到冬季，人们总是懒洋洋地窝在棉被中不想起床，难道是懒惰导致的吗？其实老祖宗的中医养生宝典《黄帝内经》中提及，冬日作息宜早睡晚起，确保充足睡眠，让体内的阳气得以潜藏，才能以更好的状态迎接新的一年。

中医所指的“早睡晚起”，就是为了要避开寒冷的气候，以保护体内的阳气。寒冷季节里，患心脏病和高血压病的人往往会病情加重，中风患者也增多，这类冬季好发的疾病正是呼应了寒气伤人体的概念，所以在冬季，适当的保暖与保护阳气是非常重要的。

立冬后，许多生物为了避开寒冷，慢慢减少活动，进入冬眠，养精蓄锐等待来年春天来临。进入小雪后，气温开始下降，平时应注意背部及腿部保暖，白天多晒太阳，在家可用温热水泡脚，促进血液循环，让身体更健康。

到了大雪时节，天气更加寒冷，若要冬令进补必须兼顾脾胃消化力，进补仍以适当为原则，过与不及都不符合自然的规律，进补建议咨询专业人士为佳。

另外，冬季天气较阴冷晦暗，心情易引发抑郁等症候，宜调节情绪，常晒太阳，或等到太阳完全出来再起床活动，也可多听音乐、适当运动，让身心处于健康平稳的状态，就能平顺地度过冬天。

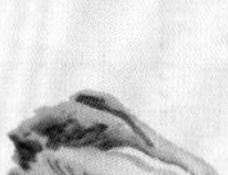

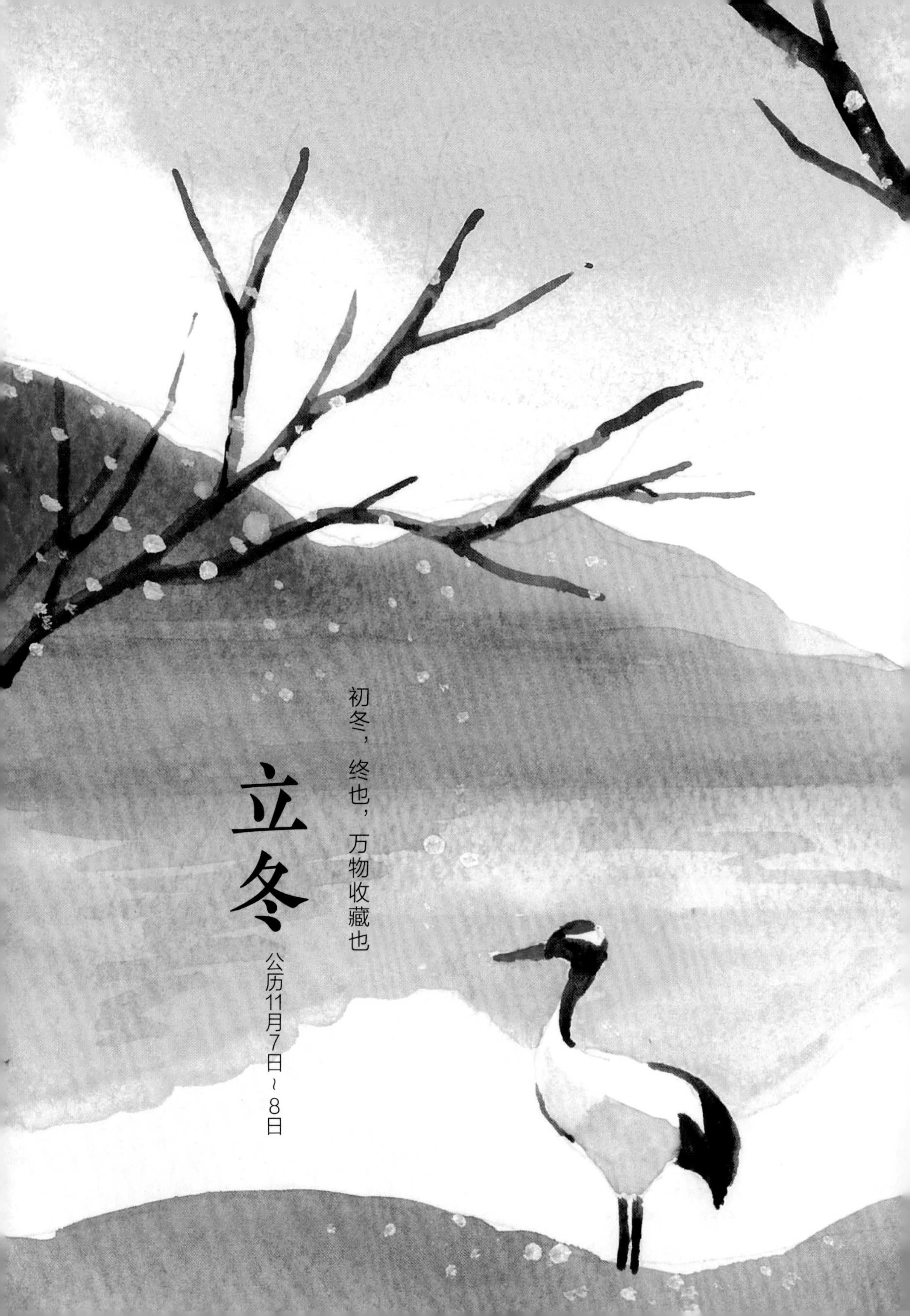

立冬

初冬，终也，万物收藏也

公历11月7日~8日

立冬是冬季的第一个节气，《月令七十二候集解》里提道：“立，建始也。冬，终也，万物收藏也。”这段时间刚入冬，气候不稳定，温差变化较大，一不小心寒邪就容易侵入人体，好发呼吸道疾病，因此特别要小心保暖！南方立冬不一定会感到特别寒冷，有时甚至会出现大太阳、温暖的“小阳春”天气，民俗上称农历十月为阳月、又名小春，故有“十月小阳春”这句俗谚 。

俗话说，“立冬补冬补嘴空”，人们经过大半年的辛劳，消耗了许多体力，所以要在冬天进补来恢复元气。

中医师推荐养生食材

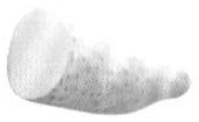

□ 山药：性平微温，能帮助消化、补充体力，很适合用于滋补或食疗。

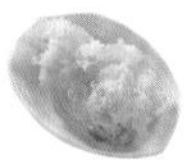

□ 银耳：是营养丰富的滋补品，能滋阴润肺、益胃生津、润肠通便，且富含胶质，作为料理食材不但能保养肺部及肠胃系统，还可顺带润肤养颜呢！

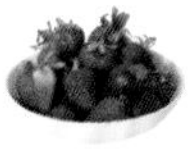

□ 草莓：中医认为草莓可以润肺生津、凉血解毒，现代医学也认为草莓对肠胃及贫血有滋补的功效。因此，在冬天享受新鲜草莓，既可口又能养生。

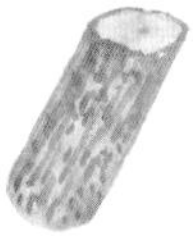

立冬 ❶ 山药

公历11月7日~8日 · 初冬，终也，万物收藏也

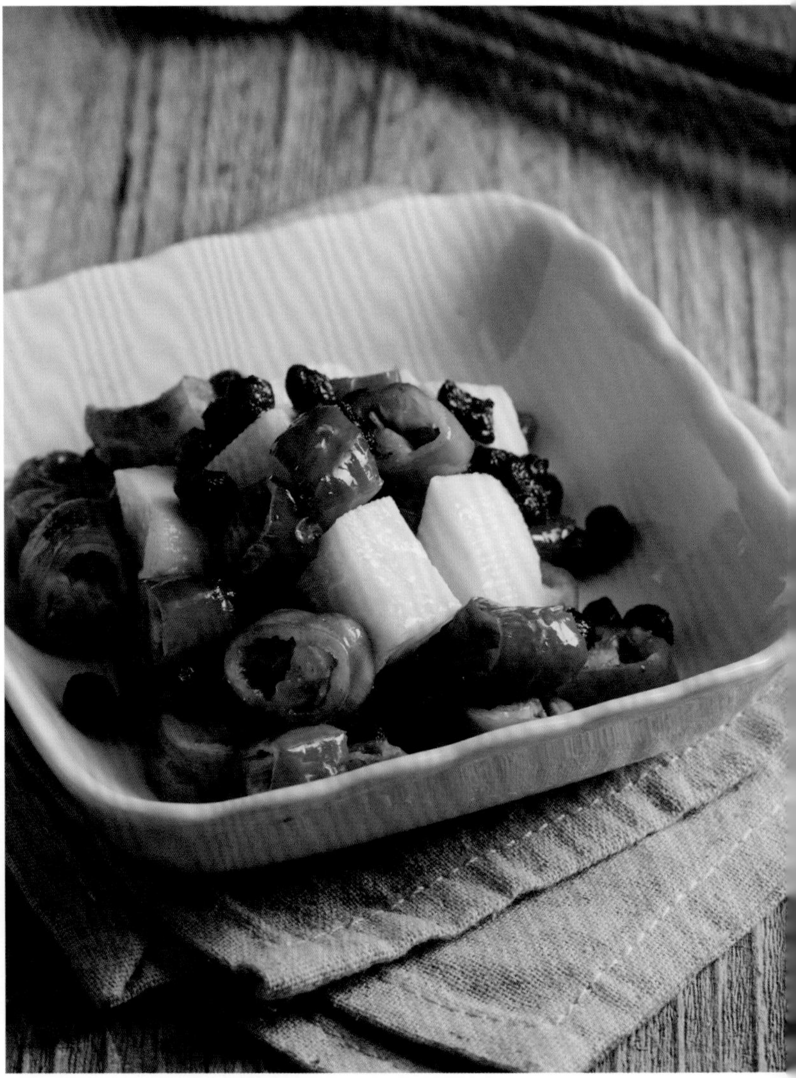

山药

补养又美味的山药盛产在冬季，很适合立冬食用。山药的黏液富含糖蛋白质，含有消化酵素，可提高人体内的消化能力，但温度过高及久煮后，会丧失其酵素作用，须注意。

豆豉尖椒山药

准备时间 / 5 min
烹调时间 / 10 min

材料

山药 150 g
尖椒 10 g
豆豉 5 g

调味料

油 10 g

做法

1 山药去皮，切小丁；尖椒洗净，切小段。
2 取炒锅倒入油热锅，放入尖椒、豆豉拌炒至有香气。
3 放入山药丁翻炒，即可起锅享用。

〔营养成分分析〕

每 1 份量 170 g，本食谱含 1 份。

热量（kcal）	238	脂肪（g）	10.7	反式脂肪（g）	0	糖（g）	0
蛋白质（g）	5.3	饱和脂肪（g）	0.1	碳水化合物（g）	30	钠（mg）	300

〔营养师叮咛〕

山药属于全谷根茎类而非蔬菜类，如有糖尿病需注意摄取量，造成血糖过高反而不好。

〔主厨叮咛〕

山药皮中所含的皂角素或黏液所含的植物碱，会造成手部发痒，削山药皮时要记得戴手套。

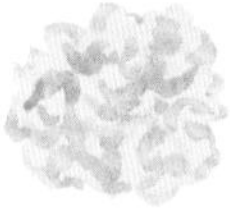

立冬

② 银耳

公历11月7日~8日 · 初冬，终也，万物收藏也

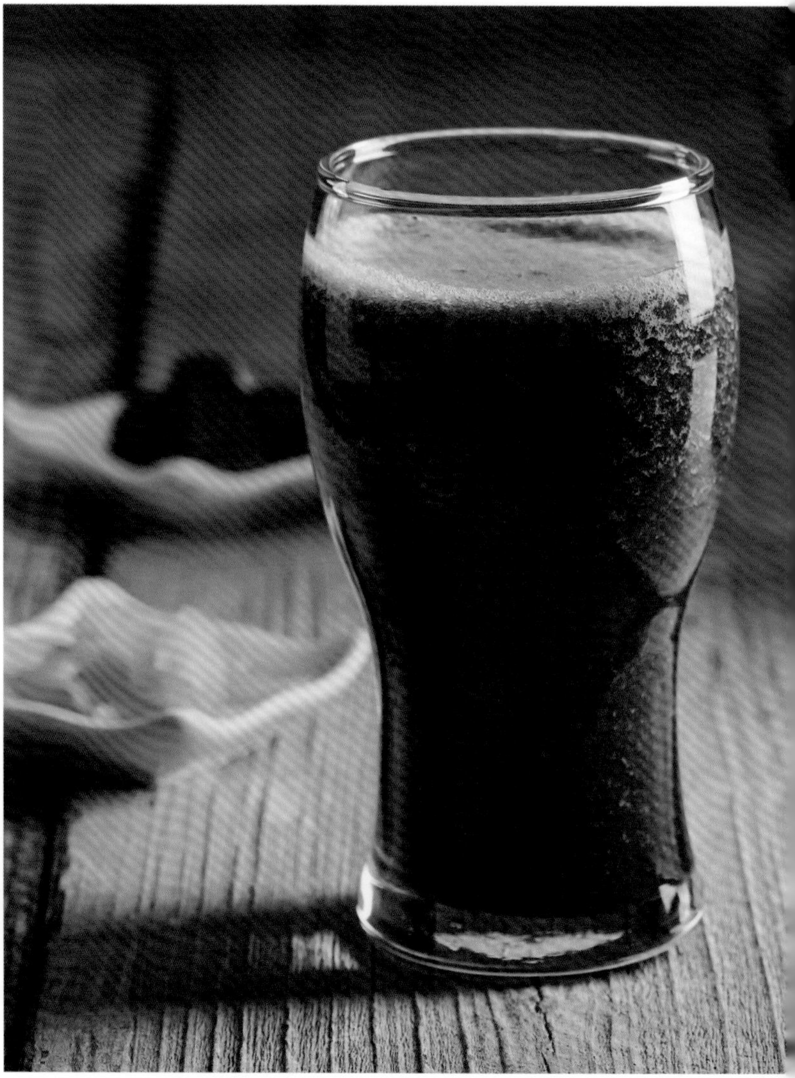

银耳

立冬天气乍暖还寒，易口干舌燥，很适合食用银耳。银耳富含多糖、胶质和膳食纤维。在烹煮时，拉长熬煮时间会让银耳的胶质和多糖体溶出，多糖体与调节身体免疫能力有关。

紫心银耳露

准备时间 / 30 min
烹调时间 / 15 min

材料
紫薯 240 g
干银耳 20 g

调味料
冰糖 60 g
水 800 mL

做法
1 银耳用清水冲净，加水泡开，剪掉蒂头，洗净，切小片；紫薯削皮，切丁。
2 银耳、紫薯放入蒸笼，用蒸锅蒸30 min，至熟，取出。
3 取一半紫薯、一半银耳，放入果汁机中，加入水搅打均匀。
4 搅打完成后作为汤底，加入冰糖，与剩下的银耳及紫薯，加热，即可食用。

〔营养成分分析〕

每 1 份量 280 g，本食谱含 4 份。

热量（kcal）	148	脂肪（g）	0.1	反式脂肪（g）	0	糖（g）	2.6
蛋白质（g）	1.1	饱和脂肪（g）	0	碳水化合物（g）	35.7	钠（mg）	53.8

〔营养师叮咛〕

银耳含有植物性胶质及丰富的矿物质、蛋白质、多糖体等，对于稳定血糖及控制胆固醇有辅助的效果。因属于中高嘌呤食物，高尿酸者在非急性发作期时可适当使用。

〔主厨叮咛〕

银耳一定要用冷水浸泡，泡开后才可以使用，避免用热水浸泡造成软烂现象。

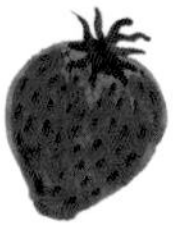

立冬

③ 草莓

公历11月7日~8日·初冬，终也，万物收藏也

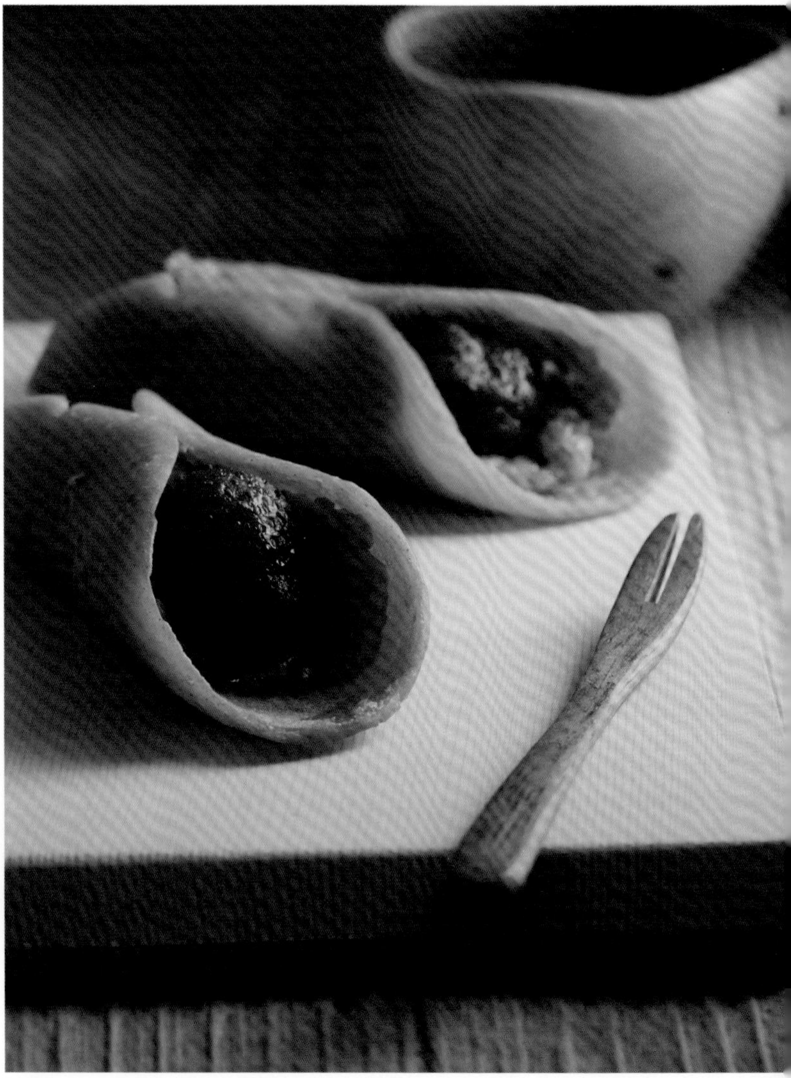

草莓

草莓含有大量的膳食纤维、维生素 C 和多酚类。许多研究中发现，草莓中的多酚类可以减少各类炎症、心血管疾病的发生。

麻薏莓糯卷

准备时间 / 5 min
烹调时间 / 30 min

材料

草莓 3 颗
糯米 1/4 碗
中筋面粉 30 g
麻薏粉 1.5 g

调味料

黑糖 10 g
油 10 g

做法

1 糯米洗净，浸泡冷水2～3 h，蒸熟。
2 黑糖倒入平底锅，以小火拌炒至有香气。
3 当炒至黑糖冒泡后，加入糯米炒匀，即成黑糖糯米饭。
4 中筋面粉、麻薏粉放入容器中，加入少许的水拌匀，即成面糊。
5 取一平底锅倒入少许油热锅，放入适量的面糊，形成圆饼状，以小火煎熟，依序全部完成。
6 取煎好的面皮饼，裹入适量的黑糖糯米饭，再加上草莓，依序全部完成，即可食用。

〔营养成分分析〕

每 1 份量 200 g，本食谱含 1 份。

热量（kcal）	329	脂肪（g）	10.6	反式脂肪（g）	0	糖（g）	10
蛋白质（g）	5.9	饱和脂肪（g）	0.1	碳水化合物（g）	52.6	钠（mg）	9.4

〔营养师叮咛〕

草莓富含维生素C，维生素C是水溶性，遇热易破坏，注意避免加热。

〔主厨叮咛〕

面皮在煎煮的过程容易煮焦，请用小火慢慢煎熟。用心烹调的美味，能让家人都感受到这份甜蜜的爱。

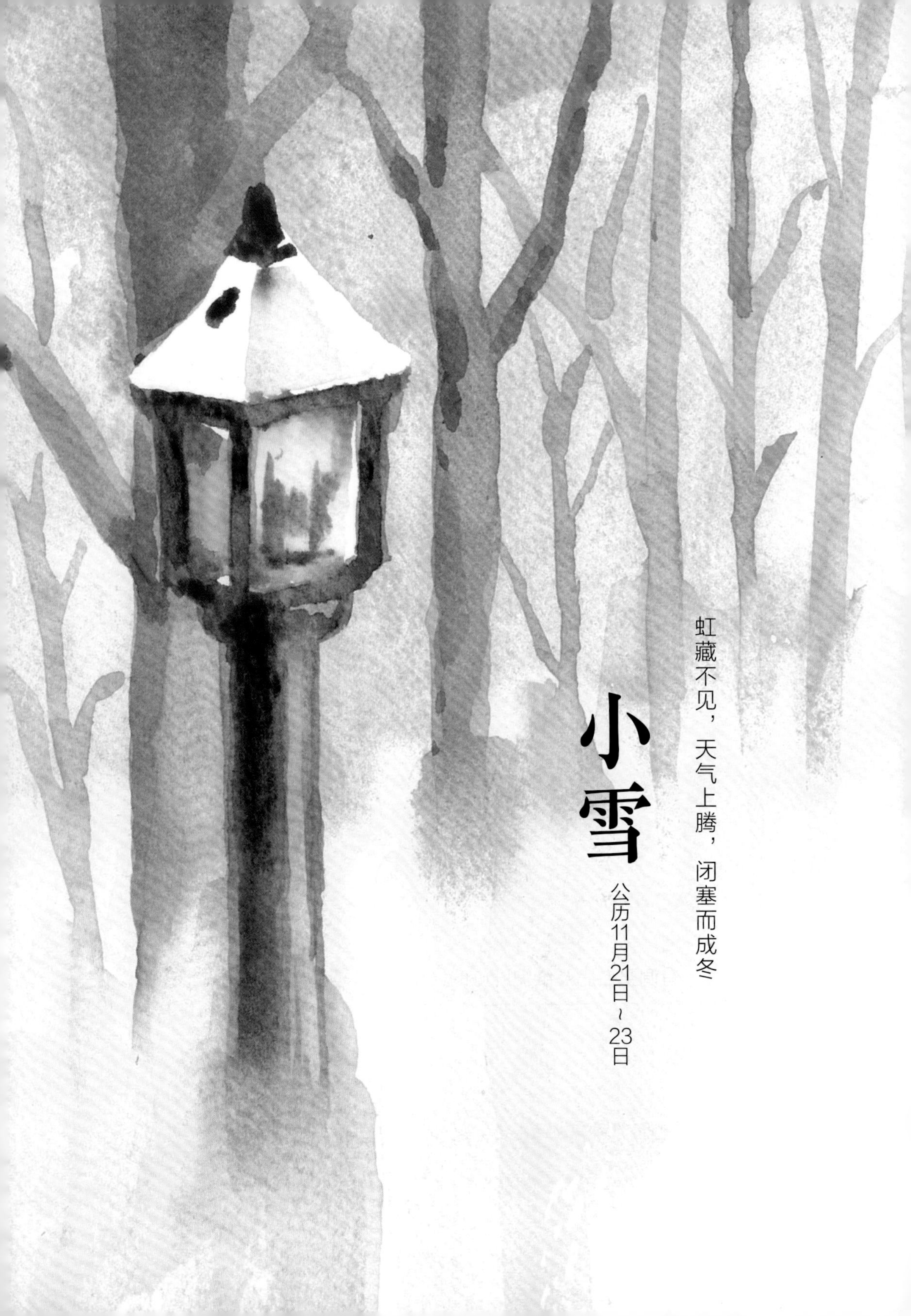

小雪

公历11月21日~23日

虹藏不见，天气上腾，闭塞而成冬

小雪为冬季第二个节气，《月令七十二候集解》说：“十月中，雨下而为寒气所薄，故凝而为雪。小者，未盛之辞。”代表天气在这个节气里，已经开始慢慢转寒，黄河流域已开始下起小量的雪，而南方气候较暖和，只有高山才有降雪的可能，但无论高山或平地，皆能感受到愈来愈增强的东北季风。

有句俗谚“月内若霆雷，猪牛饲不肥”，是指这个时节应该不会打雷，但若听到雷声，则代表气候出现异常现象，可能影响畜牧业及农作物的生长，要特别提高警觉。

中医师推荐养生食材

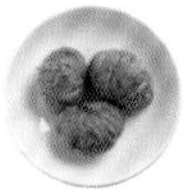

- 栗子：中医古籍《本草纲目》里记载，“栗味甘性温，入脾胃肾经”。可以治疗肾虚，腰腿无力，又能顾肠胃。但要注意栗子一次吃太多容易腹胀，食用时要适量且细嚼慢咽，方能达到保健的效果哦！

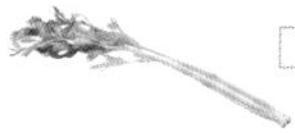

- 芹菜：是高纤维食材，有平肝、镇静、利水消肿的功效，现代医学则认为芹菜对抗癌、降血压、妇女月经不调有辅助调养的作用，可作为食疗的好材料。

- 洛神花：素有植物界的“红宝石”之称，现代医学认为洛神花有调整血脂及维护肝脏的作用，中医典籍对洛神花的记载不多，属民间草药，但其熬煮后有微酸味，被认为有生津止渴之功效。

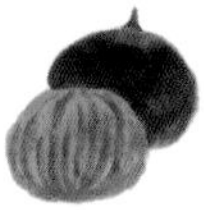

小雪 ❶ 栗子

公历11月21日~23日 · 虹藏不见，天气上腾，闭塞而成冬

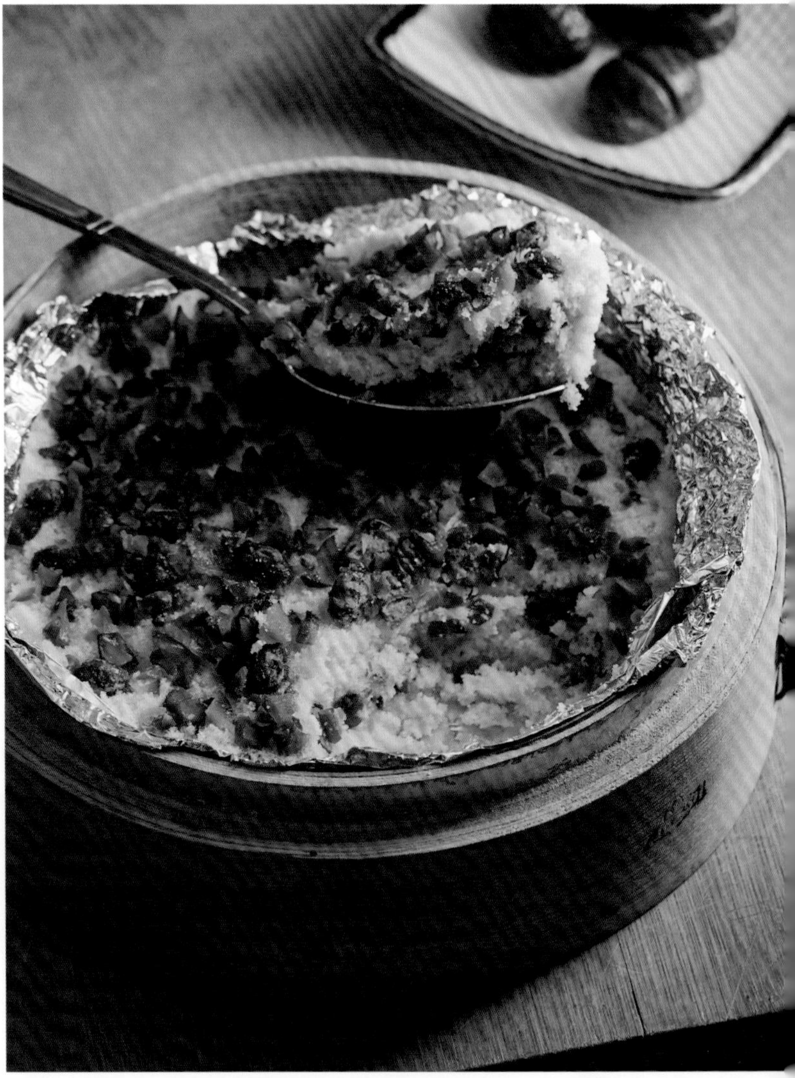

栗子

中国栗子产量丰富，品质优良，很受欢迎。带壳的栗子蒸熟或者烤熟就可以食用，千万不能用微波炉，否则栗子会爆开而四散纷飞！干燥的栗子要先泡软后，除去残留的膜，才不会吃到苦苦的味道哦！

栗子松糕

准备时间 / 20 min
烹调时间 / 30 min

材料

熟甘栗 60 g　　糯米粉 60 g
蜜红豆 40 g　　粘米粉 60 g

调味料

糖粉 40 g
水 50 mL

做法

1 甘栗切成小粒状放入容器中，加入蜜红豆混匀，即成栗子红豆馅。
2 糯米粉、粘米粉、糖粉放入容器中混合均匀。
3 将水均匀地洒入做法2搅拌后，成碎块状，再用手将粉块搓散。
4 接着用细筛网均匀地过筛，成为细腻且微湿的松糕粉。
5 取一个小蒸笼内层铺上保鲜膜，轻轻撒上一半的松糕粉。
6 接着取一半的栗子红豆馅，在表面上均匀地轻撒。
7 倒入剩下的松糕粉，再将另一半栗子红豆馅均匀轻撒在最上层。
8 准备一锅水煮沸，放入做法 7 以大火蒸 20 min 左右至熟，即可取出食用。

〔营养成分分析〕

每 1 份量 78 g，本食谱含 4 份。

热量（kcal）	182.5	脂肪（g）	0.5	反式脂肪（g）	0	糖（g）	14.2
蛋白质（g）	3.2	饱和脂肪（g）	0.1	碳水化合物（g）	41.5	钠（mg）	13

〔营养师叮咛〕

栗子含有糖类、不饱和脂肪酸、钙、铁、钾、维生素B族等营养成分，有助于降低血压、减少动脉硬化及冠心病的发生。栗子属于全谷根茎类，糖尿病患者须注意摄取分量哦！

〔主厨叮咛〕

1 松糕传统是用“生粉”制作，做出来的质地疏松有孔洞，所以叫松糕，吃起来有弹性，和英式松饼（Muffin）是完全不一样的口感哦！由于“生粉”不易购买，所以用糯米粉和粘米粉代替松糕粉。为了让质地疏松，放入模型后切忌重压，以免影响口感。
2 如果没有小蒸笼，就在电饭锅内胆抹油，然后依次铺上馅粉层蒸熟。松糕冰过后会变硬，吃之前要再蒸热，趁热享用最美味哦！

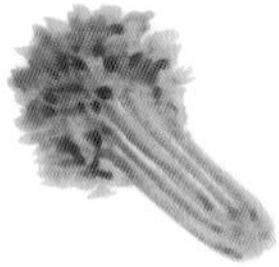

小雪

公历11月21日~23日 · 虹藏不见，天气上腾，闭塞而成冬

② 芹菜

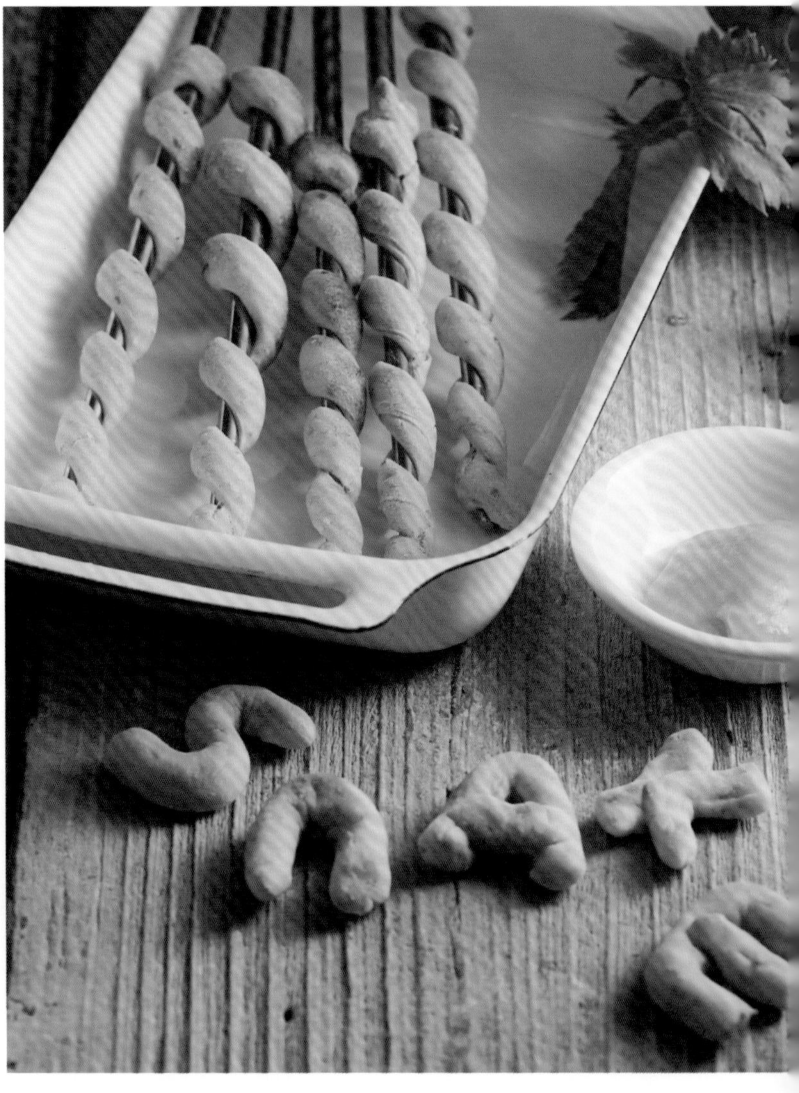

芹菜

芹菜和香菜又被称为“香料姐妹”，作为香料或配菜都很适合。有些地区的芹菜 11 月到来年 2 月所抽的花苔比较脆嫩，俗称“芹菜苔”，很适合作为配料使用。

芹香烤蛇饼

准备时间 / 10 min
烹调时间 / 15 min

材料

中筋面粉 100 g
芹菜 60 g
胡萝卜 35 g
牛至少许（依个人口味添加）

做法

1 芹菜、胡萝卜切细末，加入中筋面粉、牛至及适量的水揉成面团后醒10 min。
2 将面团均分12等份，用手搓成细长条状。
3 将长条以螺旋形缠绕在不锈钢筷上（约可制作12支）。
4 小烤箱预热3 min，放入做法3烤约5 min至面团金黄即可。
5 食用时可加上自己喜欢的调味酱。

〔营养成分分析〕

每 1 份量 48 g，本食谱含 4 份。

热量（kcal）	110	脂肪（g）	0.5	反式脂肪（g）	0	糖（g）	0
蛋白质（g）	3.6	饱和脂肪（g）	0.2	碳水化合物（g）	22.8	钠（mg）	10.4

〔营养师叮咛〕

芹菜又称为“胡芹”，原产于南欧一带，含有粗纤维、膳食纤维、维生素A、维生素C、钾、钙、铁等营养成分；同时具有降低血压、稳定血压的功效。芹菜叶的营养价值比茎还高，下次煮芹菜时，别再轻易丢掉了哦！

〔主厨叮咛〕

1 可以依个人喜好加入少量海盐及各式香料，如欧芹、迷迭香等，烤成硬饼就是好吃的香草蔬菜棒点心。
2 参加BBQ活动时，可以亲子一起做，缠在长一点的竹枝上用炭火烤更有风味哦。
3 此面团是利用芹菜及胡萝卜本身的水分来制作的，芹菜洗净后要擦干，以免面团太湿软。

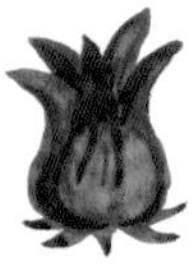

小雪

公历11月21日~23日 · 虹藏不见，天气上腾，闭塞而成冬

③ 洛神花

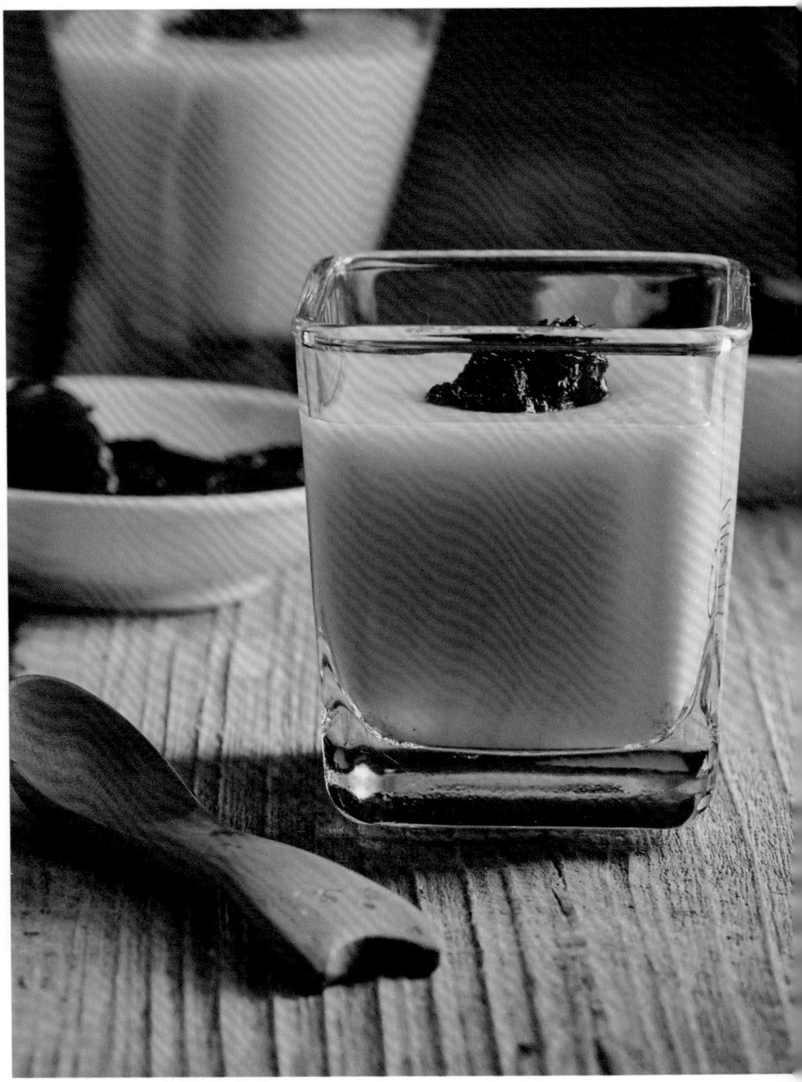

洛神花

新鲜洛神花的产季是 10 月到 11 月，用筷子从底部往中心推就可以轻松将种子去除。新鲜洛神花用盐去涩味之后，加糖腌渍就可以吃到爽脆的口感；如果想做成洛神酱，则用沸水汆烫后再腌渍，质地变软后，才便于过筛制作哦！

洛神豆奶糕

准备时间 / 15 min
烹调时间 / 5 min

材料

新鲜洛神花 100 g
糖 40 g
豆浆 260 mL
玉米粉 18 g
杏仁浆 20 mL

做法

1 将新鲜洛神花用热水汆烫过后捞起，待凉后放入容器内。
2 加入糖，倒入适量冷开水至没过洛神花，放入冰箱腌渍一周。
3 将渍好的洛神花放入筛网，用汤匙压出即成洛神酱。
4 豆浆200 mL放入汤锅中，以中小火煮至沸腾。
5 豆浆60 mL加入玉米粉后搅匀，边搅拌边徐徐倒入锅中，并煮至浓稠。
6 趁热分别倒入2个模型中，待凉，淋上杏仁浆及洛神酱，即可食用。

〔营养成分分析〕

每1份量 80 g，本食谱含 4 份。

热量（kcal）	71.3	脂肪（g）	1.4	反式脂肪（g）	0	糖（g）	5
蛋白质（g）	2.4	饱和脂肪（g）	0.2	碳水化合物（g）	12.2	钠（mg）	16

〔营养师叮咛〕

洛神花原产于西非和印度，含有维生素A、维生素C、苹果酸、铁、原儿茶酸（PCA）、花青素、类黄酮、异黄酮等营养成分，有助于减缓血管硬化及降低低密度胆固醇。

〔主厨叮咛〕

1 此道甜点放入冰箱冷藏半小时，待冰凉后口感更加美味。
2 本配方用的杏仁浆是用南杏加水打成浆，可以让口感更加温顺，也可以用杏仁粉冲调使用，或依个人口味用腰果奶取代。
3 如果用的是无糖豆浆，则可依个人口味添加少许的糖来制作。

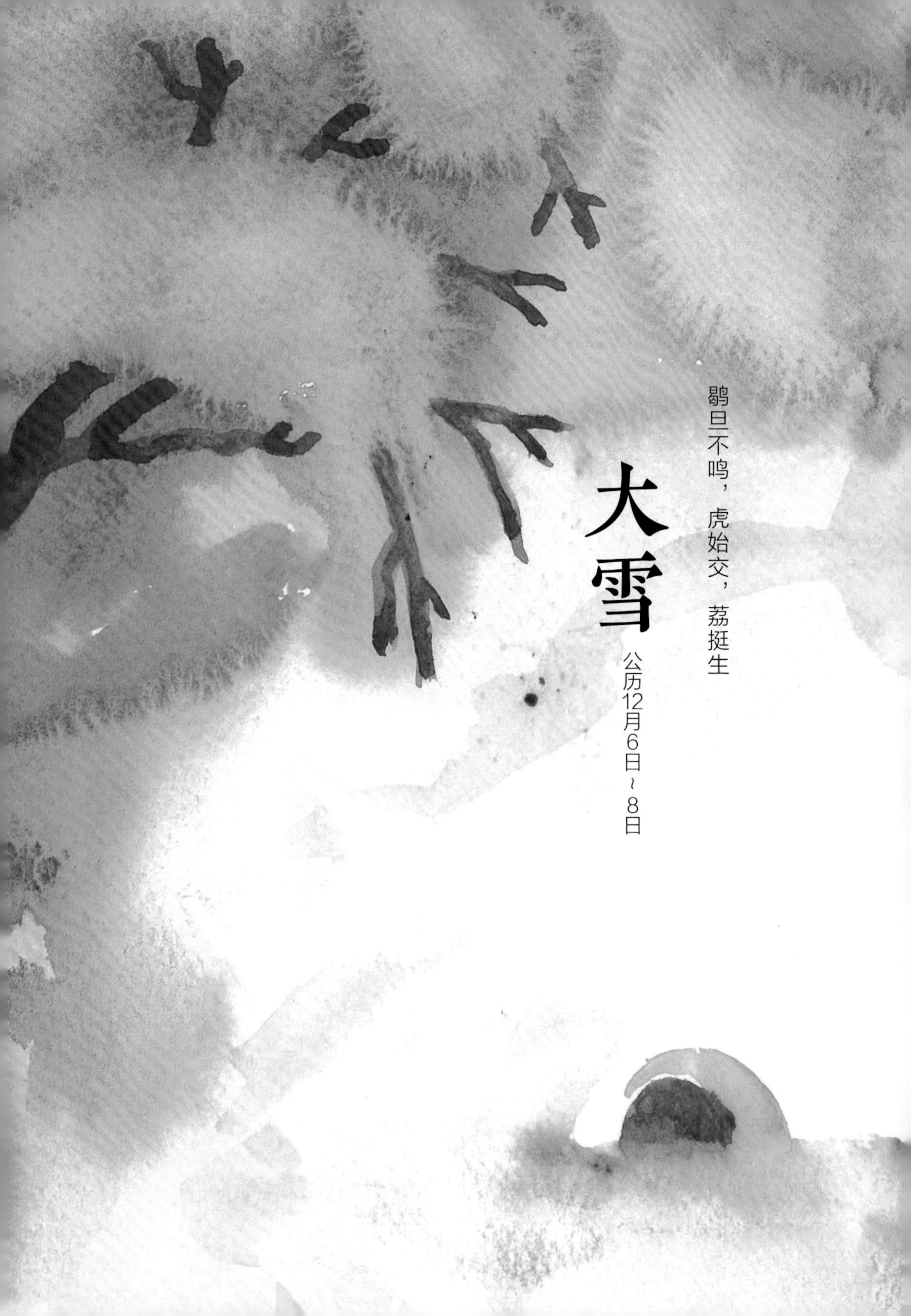

大雪

公历12月6日~8日

鹖旦不鸣，虎始交，荔挺生

《月令七十二候集解》："大者，盛也。至此而雪盛矣。"雪在此时转大，故名大雪。部分南方平原较难见到大雪纷飞，但因为有东北季风和来自北方的冷气团，夹带丰沛的水气南下，所以部分高山区会有长久的雨季。

中医师推荐养生食材

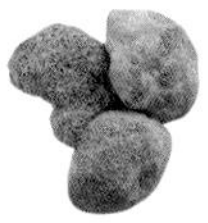

□ 猴头菇：素来与熊掌、海参、鱼翅同列为中国四大名菜，有"山珍猴头、海味燕窝""素中荤"之美名。在中医而言，《中国药用真菌》称其："性平味甘，入脾、胃经，有利五脏、助消化、滋补身体。"主治体虚乏力、消化不良、胃与十二指肠溃疡、慢性胃炎。不过值得注意的是，筋骨较差的患者，不宜多吃香菇类的食物，骨头就如同木头一般，香菇菌丝会撑破木头发芽生长，香菇类的食物也可能让筋骨酸痛加重。

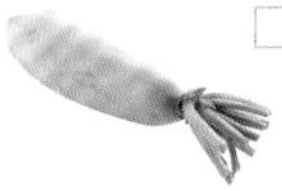

□ 白萝卜：又名莱菔、菜头、大根。俗话说，"冬吃萝卜夏吃姜，不用医生开药方"，是指萝卜和姜有较高的食疗价值。白萝卜性味甘辛、微凉，宽中化痰，散瘀消食。萝卜的种子是常用的中药，称为"莱菔子"，可以消食除胀，降气化痰。值得注意的是萝卜会化气，服用人参类温补药时忌食，以免影响补药的功效。白萝卜属于凉性食材，脾胃较虚寒者不宜多吃，以免产生腹泻现象。

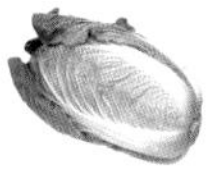

□ 大白菜：又名包心白菜。《本草纲目拾遗》记载："白菜汁，甘温无毒，利肠胃，除胸烦，解酒渴，利大小便，和中止咳嗽。"冬季是其盛产期，冬天想要吃火锅进补，白菜是很适合的食材。但大白菜性偏寒凉，体寒怕冷、胃寒腹痛、腹泻的人不可多吃。

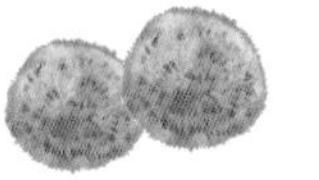

大雪 ❶ 猴头菇

公历12月6日~8日 · 鹖旦不鸣，虎始交，荔挺生

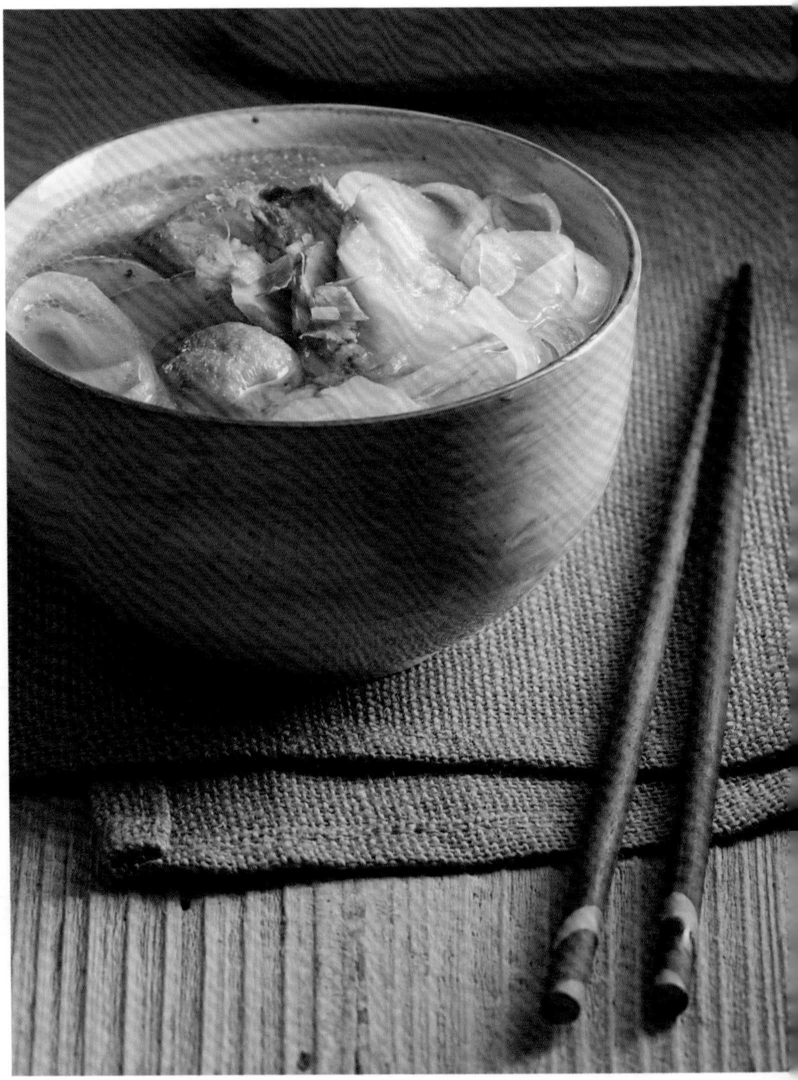

猴头菇

猴头菇含有蛋白质 26.3%，脂肪 4.2%，糖类 44.9%，粗纤维 6.4%，16 种氨基酸（包括人体必需的 8 种），以及硫胺素、核黄素、胡萝卜素及磷、铁等营养素，营养成分非常丰富。

麻油猴头菇粉丝

准备时间 / 5 min
烹调时间 / 20 min

材料

猴头菇 100 g
粉丝 20 g
老姜片 30 g

调味料

麻油 12 g
七味粉 5 g

做法

1 猴头菇洗净放入水中泡软后，撕成块状，挤干水分；粉丝泡水至软，备用。
2 取炒锅倒入麻油热锅，放入老姜片以小火煸干至有香味。
3 加入猴头菇拌炒，倒入开水200 mL，盖上锅盖煮约15 min。
4 另起一锅滚水，放入粉丝煮约3 min至熟，捞起。
5 将煮好的粉丝放入麻油猴头菇汤中，撒上七味粉，即可食用。

〔营养成分分析〕

每 1 份量 250 g，本食谱含 4 份。

热量（kcal）	275	脂肪（g）	20	反式脂肪（g）	0	糖（g）	0
蛋白质（g）	3	饱和脂肪（g）	0	碳水化合物（g）	20	钠（mg）	5

〔营养师叮咛〕

猴头菇味甘、性平，有利五脏、助消化、滋补的作用；而麻油有热补的效能，常作为坐月子补品。节气大雪时天气愈来愈冷，来一碗麻油猴头菇粉丝调补身体，可增强免疫力。

〔主厨叮咛〕

麻油适合中小火炒，超过发烟点会开始变质，对身体反而有害，且麻油易焦苦，所以要开小火将麻油与姜片慢慢干煎，至有姜香味。

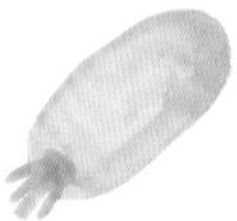

大雪 ② 白萝卜

公历12月6日~8日・鹖旦不鸣，虎始交，荔挺生

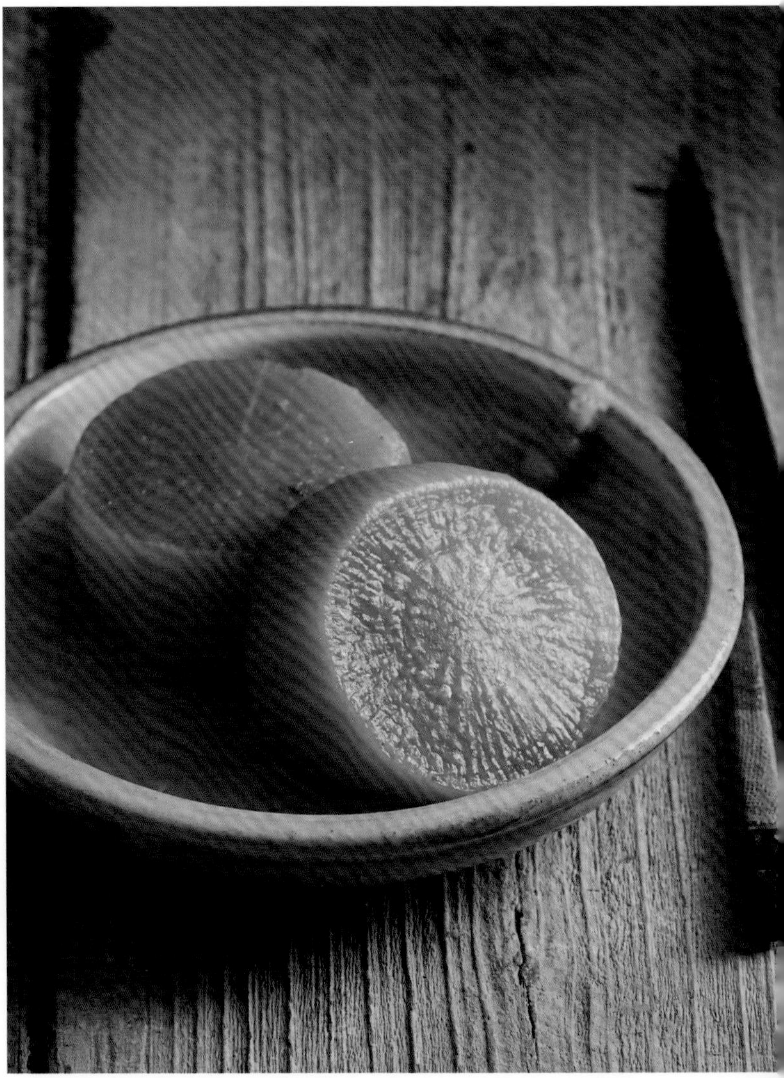

白萝卜

白萝卜中含有维生素 C 与微量的矿物质锌，可加强人体免疫功能，白萝卜也含有丰富的膳食纤维可以促进肠胃的蠕动。

大根煮佐芥末

准备时间 / 5 min
烹调时间 / 60 min

材料

白萝卜 100 g

调味料

酱油 100 mL
糖 10 g
水 1000 mL
芥末酱少许

做法

1 白萝卜洗净，去皮，切圆段。
2 将水倒入汤锅中，放入白萝卜、酱油、糖，以小火煮约1 h。
3 待白萝卜煮透入味，即可盛入盘中，搭用芥末酱，即可食用。

〔营养成分分析〕

每1份量200 g，本食谱含1份。

热量（kcal）	125	脂肪（g）	0	反式脂肪（g）	0	糖（g）	10
蛋白质（g）	15	饱和脂肪（g）	0	碳水化合物（g）	40	钠（mg）	2500

〔营养师叮咛〕

大雪节气天气寒冷，白萝卜中富含维生素C与锌、铁，可以增强免疫力，膳食纤维也有助于肠胃消化，减少粪便在肠道停留的时间，为这个节气的食疗佳品。

〔主厨叮咛〕

白萝卜有时煮起来会微苦，用刀子在皮上轻划几下，就可以顺利地把最外围的一圈去掉，可去除苦味哦。

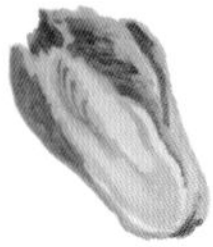

大雪

公历12月6日~8日·鹖旦不鸣，虎始交，荔挺生

③ 大白菜

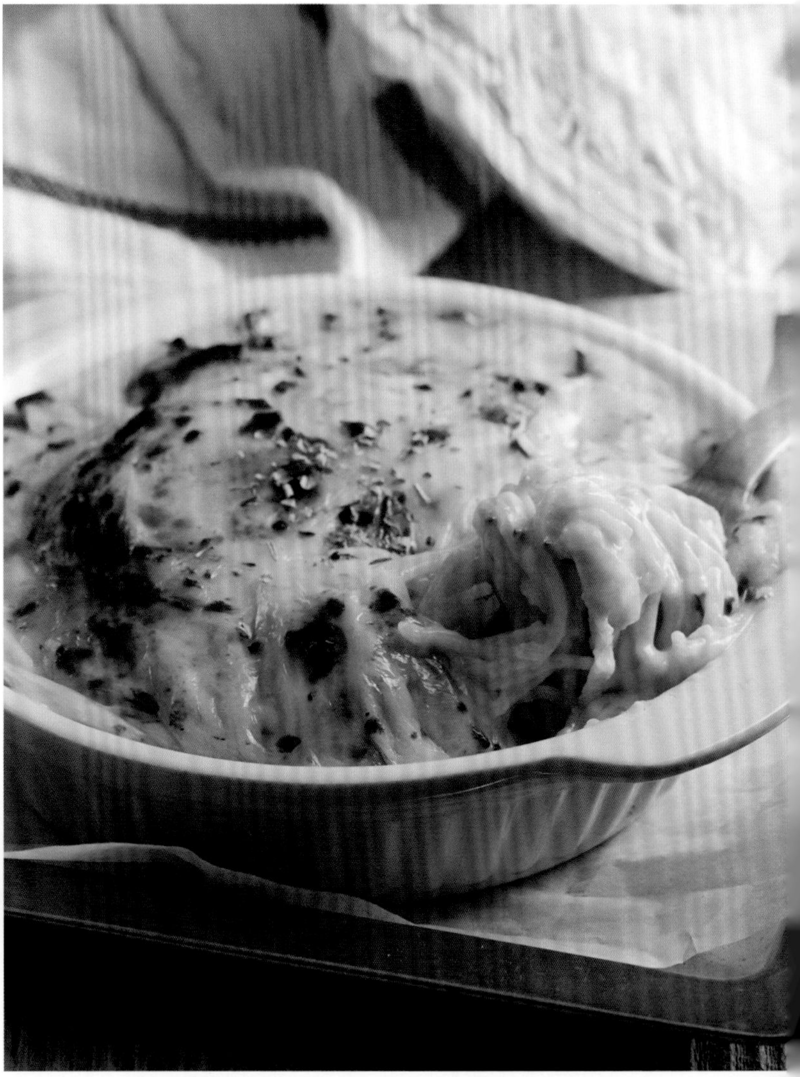

大白菜

大白菜含有维生素 C、矿物质钾、镁及膳食纤维等营养素。大白菜的烹调方式，应先洗干净后再切，并快速烹调，以防止维生素 C 流失。

焗烤白菜意大利面

准备时间 / 15 min
烹调时间 / 40 min

材料
大白菜 60 g
意大利面 240 g
豆浆 480 mL
面粉 30 g
植物奶酪丝 50 g

调味料
植物奶油 10 g
盐 1 g
黑胡椒粉 1 g

做法
1 大白菜洗净；意大利面放入滚水中煮熟，捞起，备用。
2 取一平底锅，放入植物奶油以小火融化，接着慢慢加入面粉炒至成糊状。
3 加入豆浆、大白菜，以小火拌炒，放入意大利面、盐及黑胡椒粉煮入味。
4 盛入烤盘中，表面均匀撒上植物奶酪丝。
5 烤箱预热200 ℃，烘烤约10 min至表面奶酪丝融化呈金黄色，即可食用。

〔营养成分分析〕

每 1 份量 200 g，本食谱含 4 份。

热量（kcal）	474	脂肪（g）	30	反式脂肪（g）	0	糖（g）	0
蛋白质（g）	23	饱和脂肪（g）	0	碳水化合物（g）	28	钠（mg）	486

〔营养师叮咛〕

大雪节气，会有较明显的降温，养生从饮食入手，大白菜也是这个节气不错的食疗佳品。用大白菜及豆浆制作白酱，是吃纯素或者有乳糖不耐症的人一个不错的选择。

〔主厨叮咛〕

加入豆浆要注意一边搅拌，一边慢慢加入，一口气倒入容易结成块。

冬至

蚯蚓结，麋角解，水泉动

公历12月21日~23日

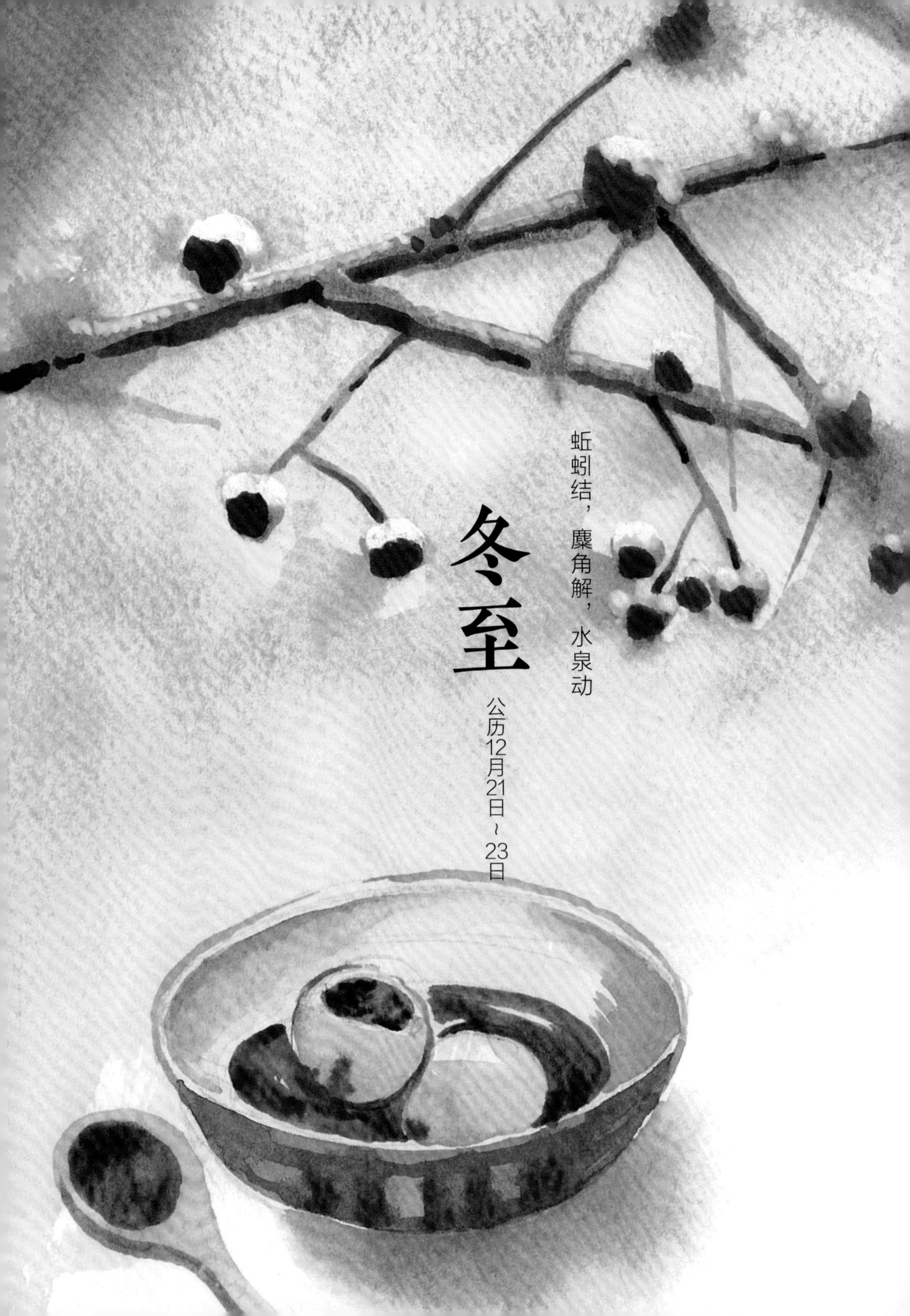

冬至俗称“冬节”“长至节”“亚岁”，《月令七十二候集解》中提到“十一月中，终藏之气至此而极也”，冬至时阴极之至，这天是北半球白天最短，夜晚最长的一天。俗谚“冬至一阳生”，天地阳气渐强，从这天起白昼渐长，周元复始，代表下一个循环的开始。这天北方有吃饺子、馄饨，南方有吃汤圆的习俗。俗谚云，“吃了冬节圆添一岁”，是指冬至为古代之过年，吃过冬至汤圆即算添一岁。

中医师推荐养生食材

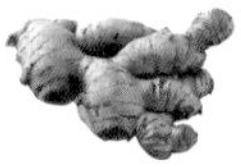

□ 老姜：又叫姜母，俗语说，“姜是老的辣”，只要是栽植满 10 个月的，茎肉缩瘦，外皮粗厚，汁少辣味强，其祛风、暖胃的能力较嫩姜强。一般而言，嫩姜开胃，老姜回阳，其味辛性温，归肺、脾、胃经，解表散寒、温中健胃止呕、化痰止咳，可解鱼蟹毒。不过对于容易嘴破、喉咙痛、冒痘痘、有胃溃疡等病症的人则不宜多食。

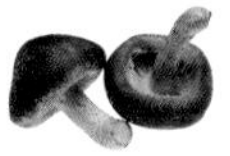

□ 香菇：在中药典籍记载，“性甘味平，入肝、脾、胃经，扶正补虚，健脾开胃”，古人常用来进补，也是茹素者常用的食物。但香菇是高嘌呤食物，有些人体质特殊，多食香菇容易造成尿酸堆积形成痛风。

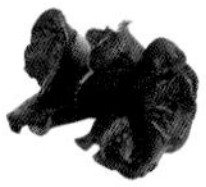

□ 黑木耳：中医理论认为色黑入肾，黑木耳是一道适合冬天滋阴养肾的食材，具有膳食纤维，可以促进肠胃蠕动。《随息居饮食谱》载：“补气耐饥，活血。”其本身具有抗凝血的作用，有助于心血管疾病的预防。但也因黑木耳具有抗凝血功效，凝血功能不佳、手术前后或女性月经期间不宜食用。

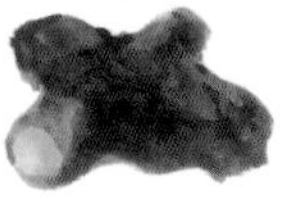

冬至 ❶ 老姜

公历12月21日~23日 · 蚯蚓结，麋角解，水泉动

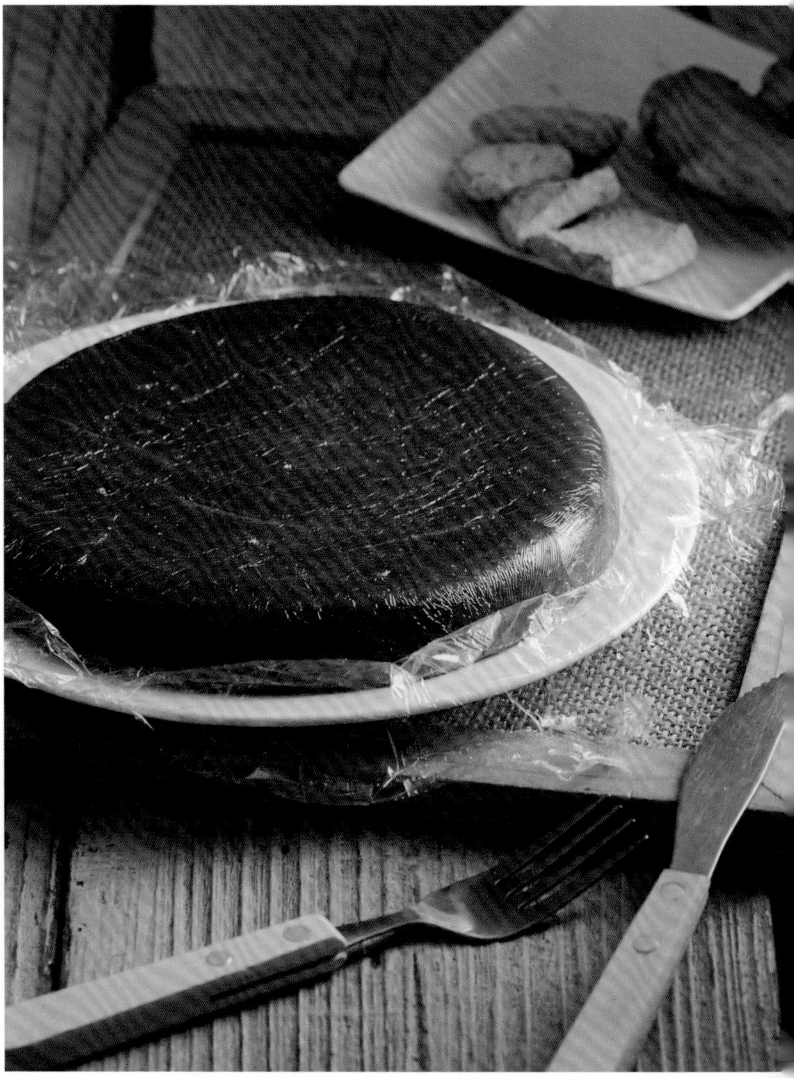

老姜

姜含有特殊的气味，是常用的辛香料之一，可用来调味、驱寒。俗语说：“姜是老的辣。”姜栽植 10 个月后成熟老化，外皮粗厚辣味强，此时采收称为“老姜”，即姜母。姜的热量低，且含有矿物质钾及少量的水溶性维生素。

老姜黑糖年糕

准备时间 / 15 min
烹调时间 / 60 min

材料

老姜 120 g

调味料

黑糖 50 g
糯米粉 300 g
水 300 mL

做法

1 将老姜洗净，去皮，用料理机打成泥。
2 热锅加入老姜泥、黑糖，以小火炒至黑糖融化。
3 加入过筛后的糯米粉快速拌匀，即成姜糖糯米粉浆。
4 取蒸笼垫上玻璃纸，倒入姜糖糯米粉浆，蒸锅内加适量水，蒸约 1 h（其间注意随时补水，防止蒸干）至熟，取出，即可食用。

〔营养成分分析〕

每 1 份量 250 g，本食谱含 1 份。

热量（kcal）	225	脂肪（g）	0	反式脂肪（g）	0	糖（g）	50
蛋白质（g）	2	饱和脂肪（g）	0	碳水化合物（g）	56	钠（mg）	37

〔营养师叮咛〕

冬至进补，且逢过年过节家家户户都需要准备年糕，使用老姜制作的黑糖年糕不仅应景，且冬至时天气寒冷，易伤风感冒、恶心呕吐，老姜具有缓解的功效。

〔主厨叮咛〕

老姜泥加热时需不断慢慢拌炒，这样才可以避免底部黏锅、烧焦。倒入模型盘中需快速压平，冷掉较不易塑型。此道的口感有别于传统的甜年糕，甜而不腻，还有老姜及黑糖的香气，弹软又美味，品尝过的人都赞不绝口。

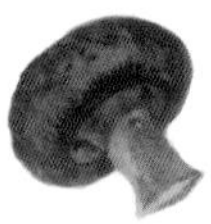

冬至 ② 香菇

公历12月21日~23日 · 蚯蚓结，麋角解，水泉动

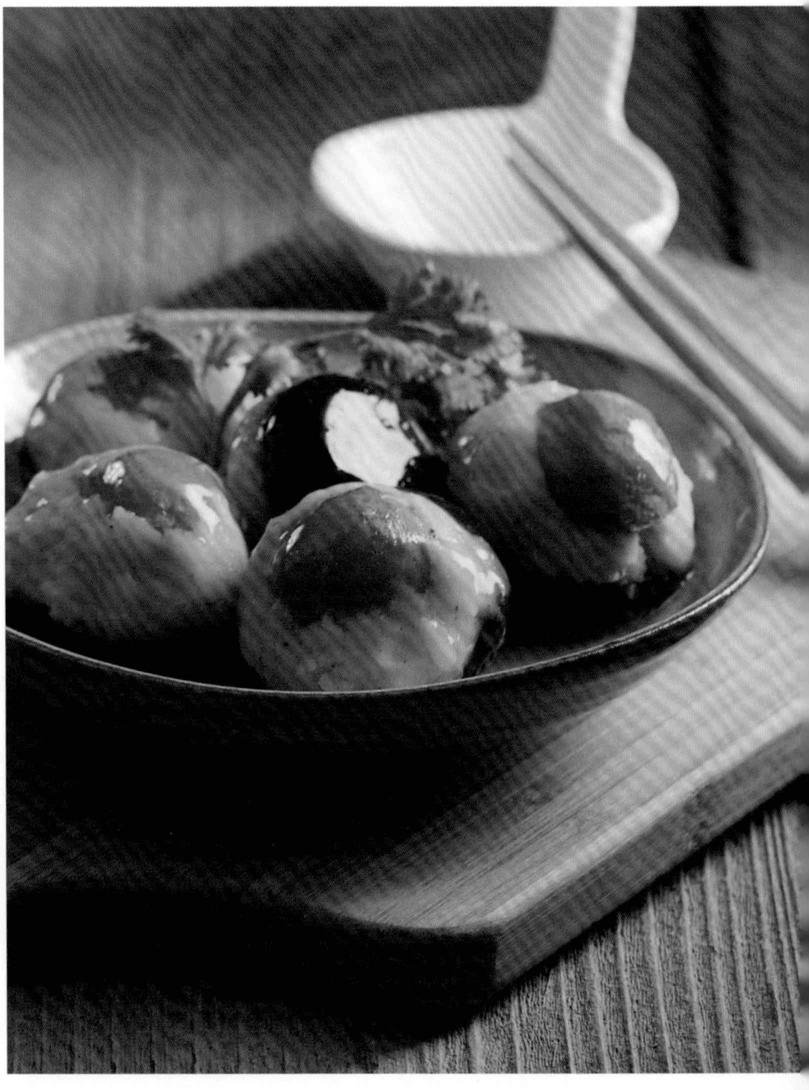

香菇

菇类富含多糖体，营养价值介于豆、蛋类与蔬果类之间。菇类采买宜以菌伞内卷、尚未完全张开者较新鲜。若购买干香菇则宜以热水（约70 ~ 80 ℃）适度泡发，释出鲜味物质。

鲜菇蛋

准备时间 / 15 min
烹调时间 / 30 min

材料

鲜香菇 6 朵
马铃薯 100 g
胡萝卜 30 g

调味料

黑胡椒粉少许
盐少许
糖 10 g
生粉少许
海苔粉少许

做法

1 将鲜香菇去蒂；胡萝卜挖球状；马铃薯去皮，切片，蒸熟，捣碎，备用。
2 将捣碎的马铃薯加入黑胡椒粉、盐、糖调味。
3 取一朵鲜香菇，在菌伞层中央放入胡萝卜球，再用调味马铃薯揉成圆球状，即成鲜菇蛋，依序全部完成。
4 放入蒸笼中，加水蒸30 min至熟，取出。
5 另以少许盐及生粉制作薄芡汁，淋上做法 4，撒上海苔粉，即可食用。

〔营养成分分析〕

每 1 份量 40 g，本食谱含 6 份。

热量（kcal）	30	脂肪（g）	0.2	反式脂肪（g）	0	糖（g）	1.7
蛋白质（g）	1.2	饱和脂肪（g）	0	碳水化合物（g）	4.5	钠（mg）	16

〔营养师叮咛〕

菇类富含多糖体，用低温非油炸方式烹调时，其内含的核苷酸、脂肪酸等香气来源更易散发出来。蛋奶素者亦可将胡萝卜替换成咸蛋黄或芝士。

〔主厨叮咛〕

马铃薯切碎略压即可，品尝时较有咀嚼感。

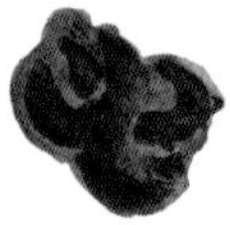

冬至

公历12月21日~23日 · 蚯蚓结，麋角解，水泉动

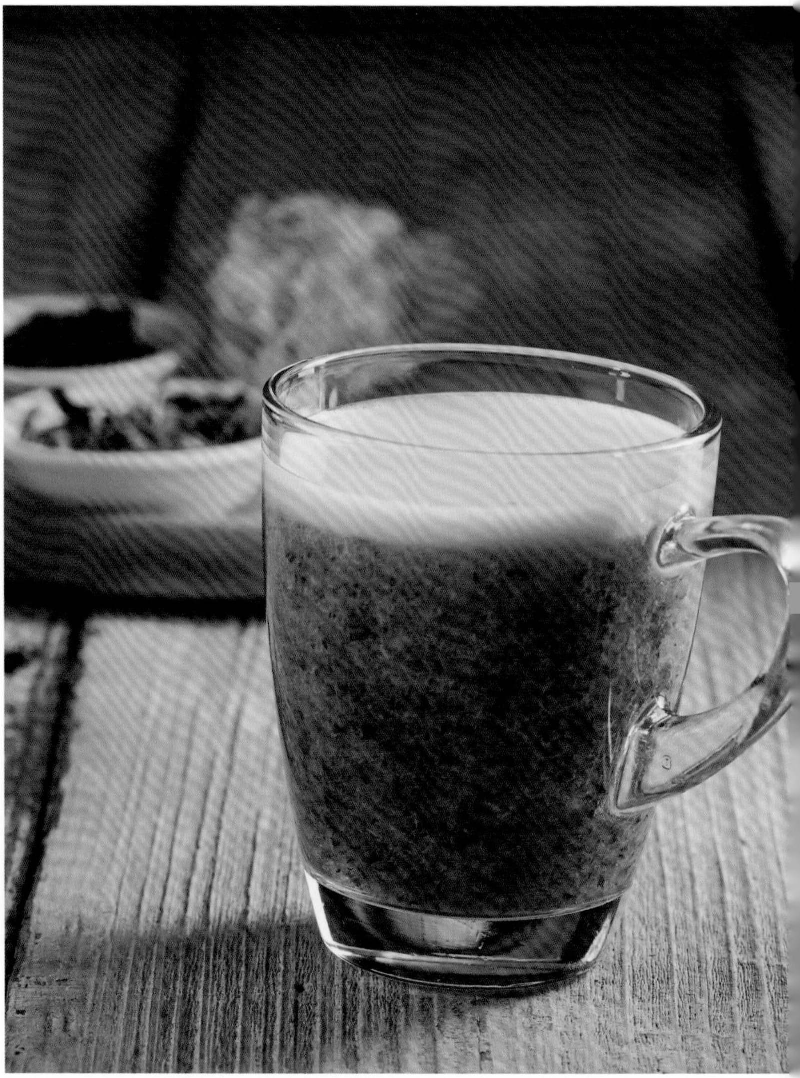

③ 黑木耳

黑木耳

黑木耳富含膳食纤维，可以帮助肠胃蠕动，有利于便秘患者食用，此外木耳也有助于保护肠胃、美容养颜与强化免疫能力。

桂圆黑白木耳饮

准备时间 / 30 min
烹调时间 / 10 min

材料

黑木耳 40 g
银耳 40 g
桂圆果肉 12 颗
水 1000 mL

调味料

糖 20 g

做法

1 黑木耳、银耳分别冲净，浸泡水至软。
2 将水放入汤锅，加入黑木耳、银耳、桂圆果肉，以中火煮沸。
3 加入糖拌匀后，倒入果汁机中搅打均匀，即可享用。

〔营养成分分析〕

每 1 份量 300 g，本食谱含 4 份。

热量（kcal）	65	脂肪（g）	0.2	反式脂肪（g）	0	糖（g）	5
蛋白质（g）	0.6	饱和脂肪（g）	0	碳水化合物（g）	15	钠（mg）	6.8

〔营养师叮咛〕

每 100 g 干木耳含有蛋白质 12 g、脂肪 1.5 g、膳食纤维 9.9 g、糖类 35.7 g、钙 247 mg、铁 97.4 mg 及多种维生素，营养价值非常高。

〔主厨叮咛〕

桂圆已有些许甜度，可不用加太多糖，也可依自己口味调整糖及水量。

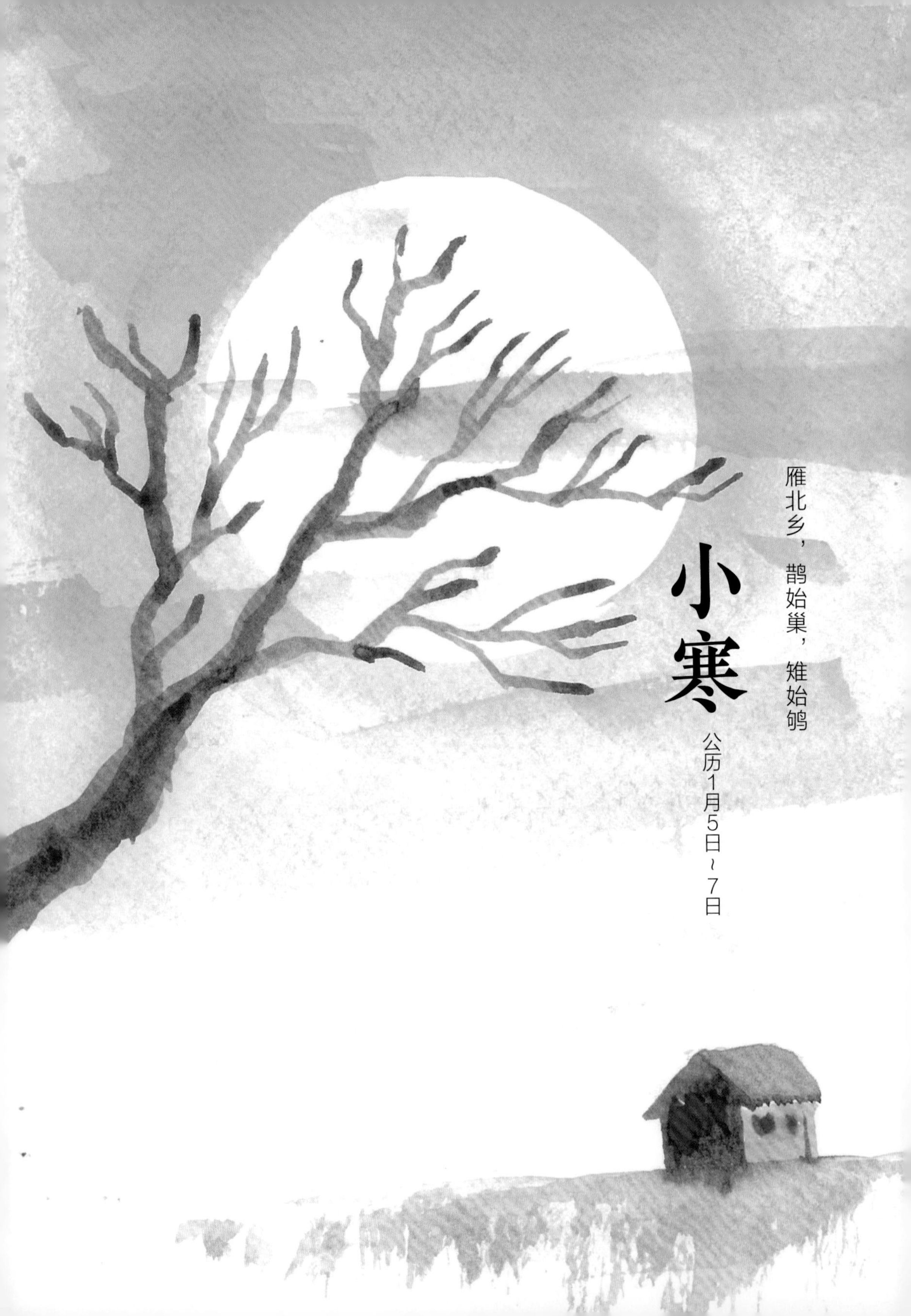

小寒

公历1月5日~7日

雁北乡，鹊始巢，雉始鸲

根据中国气象资料，小寒是气温最低的节气，只有少数年份的大寒气温低于小寒。而中医定义的寒邪为阴邪，易伤人体阳气，寒主收引凝滞。俗话说，“小寒大寒寒得透，来年春天天暖和”，是故在这个节气若能寒得刚刚好，勿伤其阳，冬主收藏，来年春天的阳气便会以更具弹性的状态散发出来。在这个节气里，除了使用当季食材外，更重要的是以温热的烹饪方式呈现，不宜冰冷。

中医师推荐养生食材

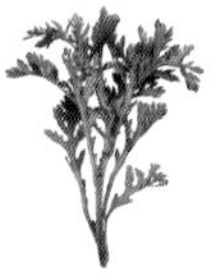

□ 茼蒿：味辛、平，无毒，最早出现于唐朝的文献，和脾胃、利二便、消痰饮。在《得配本草》中提到，泄泻者禁用，与其容易滑肠有关。

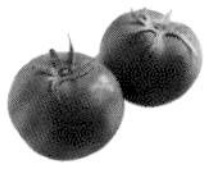

□ 番茄：最早是在秘鲁栽种，而后才传到东方。富含茄红素，有助于心血管疾病的预防。但番茄通常被归类为寒性水果，在冬天建议煮熟之后再吃，较有助于补身体的阳气。

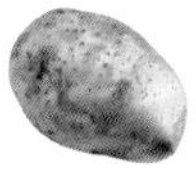

□ 马铃薯：味甘、性平，和胃健中。比大米、面粉具有更多的优点，能供给人体大量的热能，且具备许多其他种类的营养素，相当适合在寒冷的节气中作为能量补充的选择。

小寒

公历1月5日~7日·雁北乡，鹊始巢，雉始鸲

① 茼蒿

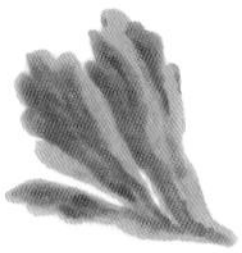

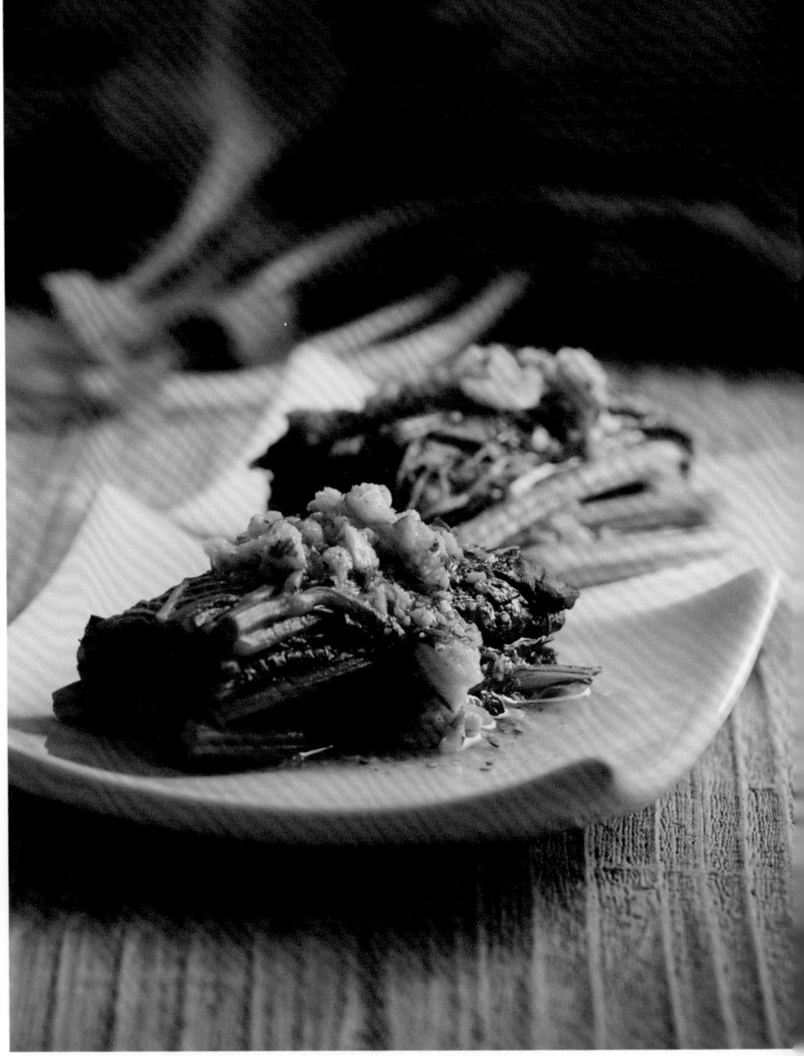

茼蒿

烹煮时散发的特殊香气能增进食欲，为叶茎类中β-胡萝卜素含量丰富的蔬菜，具抗癌、抗氧化的功能。

坚果酱拌茼蒿

准备时间 / 15 min
烹调时间 / 20 min

材料

茼蒿 400 g
腰果 8 粒
杏仁 4 粒
核桃 4 粒

调味料

橄榄油 1 茶匙（约 8 g）

做法

1 将三种坚果放入烤箱以100 ℃烘烤5 min，放入研磨机打碎，再拌入橄榄油，即成坚果酱。
2 茼蒿洗净，放入滚水中汆烫至熟，捞起，切段状，淋上坚果酱，即可食用。

〔营养成分分析〕

每 1 份量 100 g，本食谱含 4 份。

热量（kcal）	76	脂肪（g）	6	反式脂肪（g）	0	糖（g）	0
蛋白质（g）	3	饱和脂肪（g）	0	碳水化合物（g）	3.4	钠（mg）	56

〔营养师叮咛〕

茼蒿含有较高的维生素A、胡萝卜素和多种氨基酸，有利于安神和健脑。其特殊香气亦能增进食欲，适合加入热汤或炒食，在小寒时节来促进血液循环。

〔主厨叮咛〕

坚果经低温烘焙后带有微香，搅打后香气更盛，口感也较好。且腰果本身有些许甜味，可增加腰果的使用比例，风味更佳。

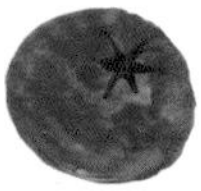

小寒 ② 番茄

公历1月5日~7日·雁北乡，鹊始巢，雉始鸲

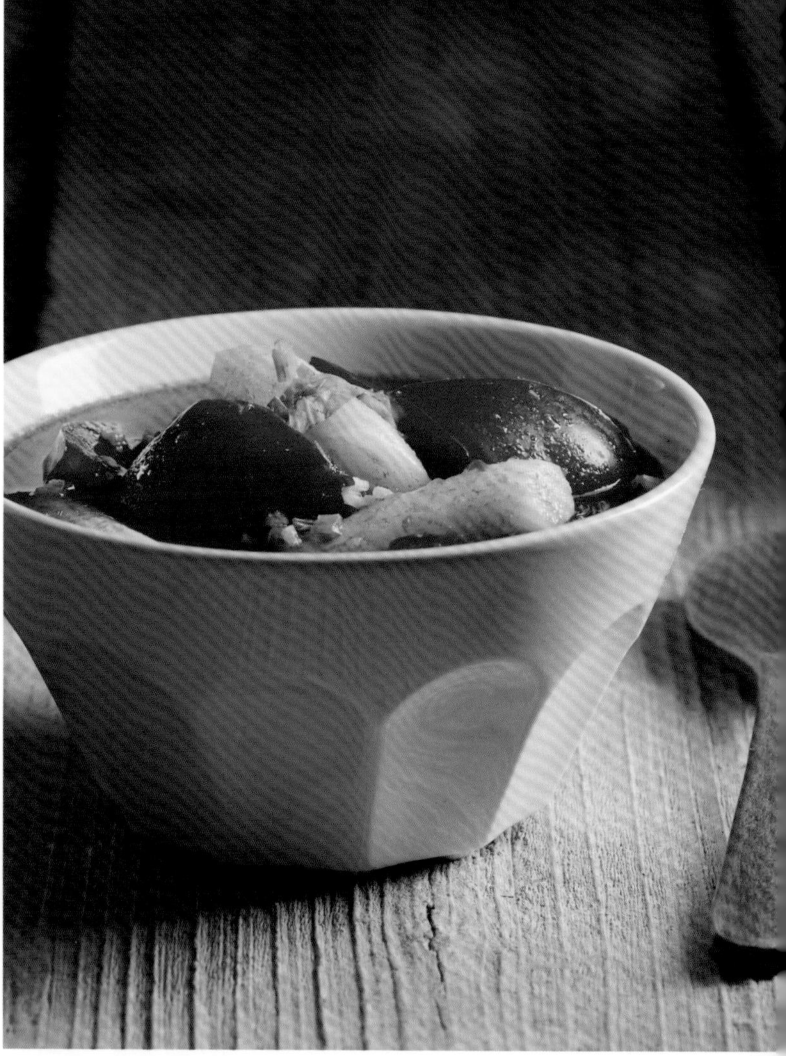

番茄

番茄含有多种维生素、矿物质，更含有大量的茄红素，具有抗氧化、抑制癌细胞增生及预防心血管疾病的功能。

番茄年糕汤

准备时间 / 8 min
烹调时间 / 15 min

材料
番茄 2 颗
植物芝士片 4 片
年糕 12 条
水 800 mL

调味料
橄榄油 2 匙
盐 5 g

做法
1 番茄洗净，切成小块。
2 取炒锅倒入橄榄油、番茄以中小火拌炒，倒入水煮沸。
3 放入年糕煮至软，加入盐调味，最后加上植物芝士，即可食用。

〔营养成分分析〕

每 1 份量 300 g，本食谱含 4 份。

热量（kcal）	110	脂肪（g）	4.9	反式脂肪（g）	0	糖（g）	0
蛋白质（g）	5	饱和脂肪（g）	0.4	碳水化合物（g）	11.4	钠（mg）	691

〔营养师叮咛〕

在气候转寒的时节，番茄所含的茄红素具有预防心血管疾病的功能。茄红素属于脂溶性，烹调时与油脂一起烹煮有较高的吸收率。热热的汤更适合在小寒时食用。

〔主厨叮咛〕

汤品加入芝士片融化后，汤头即变得香浓美味，所以不需要添加过多的调味品调味。

小寒

③

马铃薯

公历1月5日~7日・雁北乡，鹊始巢，雉始鸲

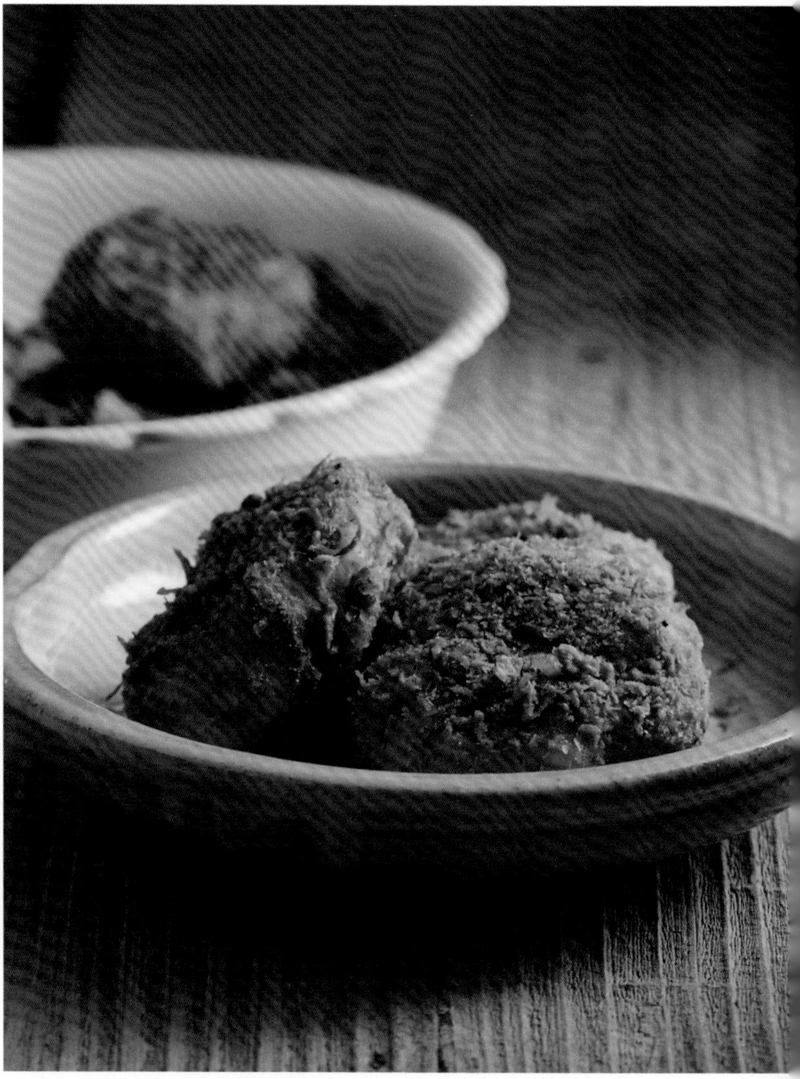

马铃薯

马铃薯营养成分佳，有“地下苹果”之称，是富含大量碳水化合物的根茎类主食。要避光、阴冷、干燥条件贮存，以免发芽产生有毒的茄碱。若食用过多含有茄碱的植物，可能会急性中毒，应注意并非切除芽眼就可完全去除毒性。

轻松可乐饼

准备时间 / 25 min
烹调时间 / 20 min

材料

马铃薯 3 颗（约 360 g）
毛豆仁 50 g
素鸭肉 40 g

调味料

素肉松 60 g

做法

1 将马铃薯洗净，放入蒸锅中蒸熟，取出，去皮，压泥，备用。
2 将素鸭肉切细丁，再放入不粘锅炒香，备用。
3 毛豆仁洗净，放入滚水汆烫至熟，捞起，备用。
4 将马铃薯泥、毛豆仁、素鸭肉丁放入容器中搅拌均匀，取适量做成椭圆形状，表层沾上素肉松，依序全部完成，即可食用。

〔营养成分分析〕

每 1 份量 120 g，本食谱含 4 份。

热量（kcal）	160	脂肪（g）	3	反式脂肪（g）	0	糖（g）	0
蛋白质（g）	9.4	饱和脂肪（g）	0.3	碳水化合物（g）	29	钠（mg）	230

〔营养师叮咛〕

寒冷的天气让人胃口大开，而马铃薯是富含碳水化合物、维生素与矿物质的根茎类主食，适合制成受欢迎的可乐饼。只要外层沾裹素肉松即可轻松完成，减少油炸过程，避免摄取过多的饱和脂肪。

〔主厨叮咛〕

素鸭肉切细丁，入锅小火煸香可提升成品香气，亦可选择烟熏串素鸭来增加风味。

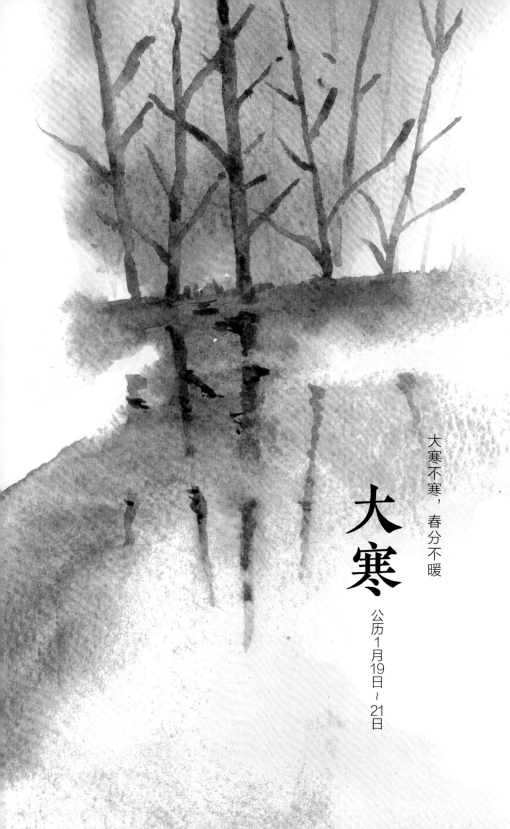

大寒

大寒不寒，春分不暖

公历1月19日~21日

在寒冷的季节里，患心脏病和高血压病的人更容易病情加重，中风患者增多，这便是“血遇寒则凝”的概念。在这个节气，宜补充具有益肾、强肾之功的食物，再加上一些温性的食物也有助于舒缓阴寒之气。

中医师推荐养生食材

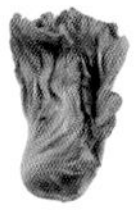

□ 芥菜：利肺豁痰、消肿散结，主治寒饮咳嗽、痰滞气逆、胸膈满闷、淋症、牙龈肿烂、乳痈、痔肿、冻疮。现代研究显示可改善消化，且有助于脂肪的代谢。

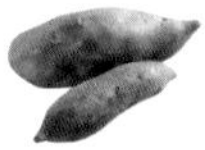

□ 甘薯：又名番薯、红薯、山芋，始记载于《本草纲目》，味甘，性平，和血补中、宽肠通便，主脾虚气弱、肾阴不足诸证。类似马铃薯，可提供大量的热能且具备多种营养素。

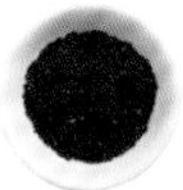

□ 黑芝麻：又名胡麻、油麻、巨胜，味甘，性平，补肝肾，益精血，润肠燥。用于头晕眼花、耳鸣耳聋、须发早白、病后脱发、肠燥便秘，是补肾常用之物，常搭配桃核、腰果、杏仁等作为食疗。

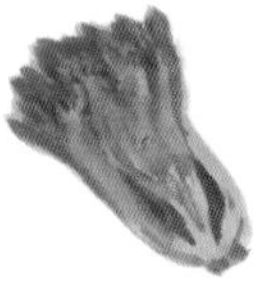

大寒 ❶ 芥菜

公历1月19日~21日·大寒不寒，春分不暖

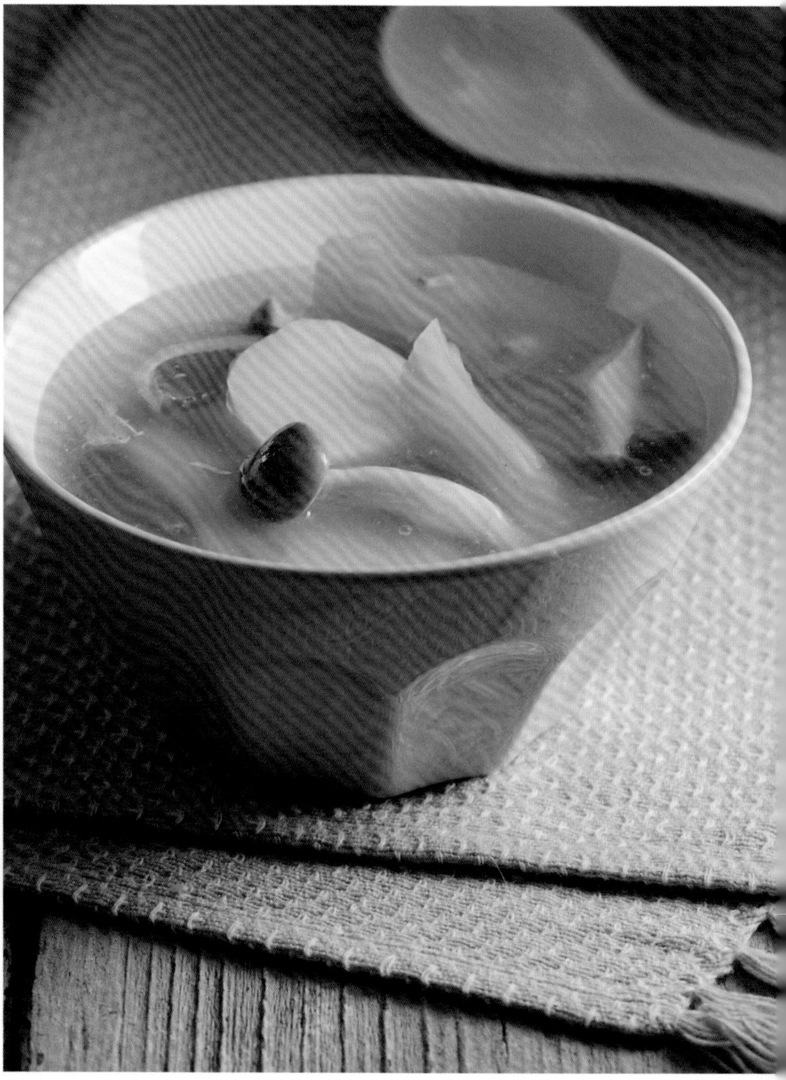

芥菜

新鲜的芥菜和芥菜心是很好的防癌食物，含有丰富的 β－胡萝卜素、维生素 A 等抗氧化成分，在台湾地区称为“长寿菜”，新年时常用。在传统数据中记载，芥菜能刺激人体胃液分泌，帮助消化，去除油腻，盛产期在冬春季（每年 11 月到来年 3 月）。

绿野仙踪

准备时间 / 20 min
烹调时间 / 25 min

材料

芥菜心 100 g
胡萝卜片 10 g
甘薯片 30 g
蟹味菇 30 g
水 450 mL

调味料

生粉水 10 mL
水 45 g
酱油、香油各少许
（依个人口味添加）

做法

1 将芥菜心洗净，切片；胡萝卜、甘薯分别洗净，去皮，切片，备用。
2 蟹味菇用清水冲洗，掰开，备用。
3 将水入锅煮滚，依序放入芥菜心、胡萝卜片、甘薯片及蟹味菇煮至熟。
4 放入酱油、生粉水勾芡，盛入容器中，加入香油，即可食用。

〔营养成分分析〕

每 1 份量 120 g，本食谱含 4 份。

热量（kcal）	75	脂肪（g）	3	反式脂肪（g）	0	糖（g）	0
蛋白质（g）	2	饱和脂肪（g）	0	碳水化合物（g）	12	钠（mg）	88

〔营养师叮咛〕

芥菜是大寒的食材，在中医方面有祛痰健胃之功效。冬天应多摄取当季健脾消滞的蔬菜与菇类，可以平衡一下年节食物之过饱进食。

〔主厨叮咛〕

甘薯甜味可中和芥菜之微苦，但勿煮烂而失去形状美感，胡萝卜与甘薯若是雕花切片，更能丰富视觉的享受。

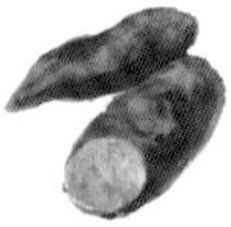

大寒 ② 甘薯

公历1月19日~21日 · 大寒不寒，春分不暖

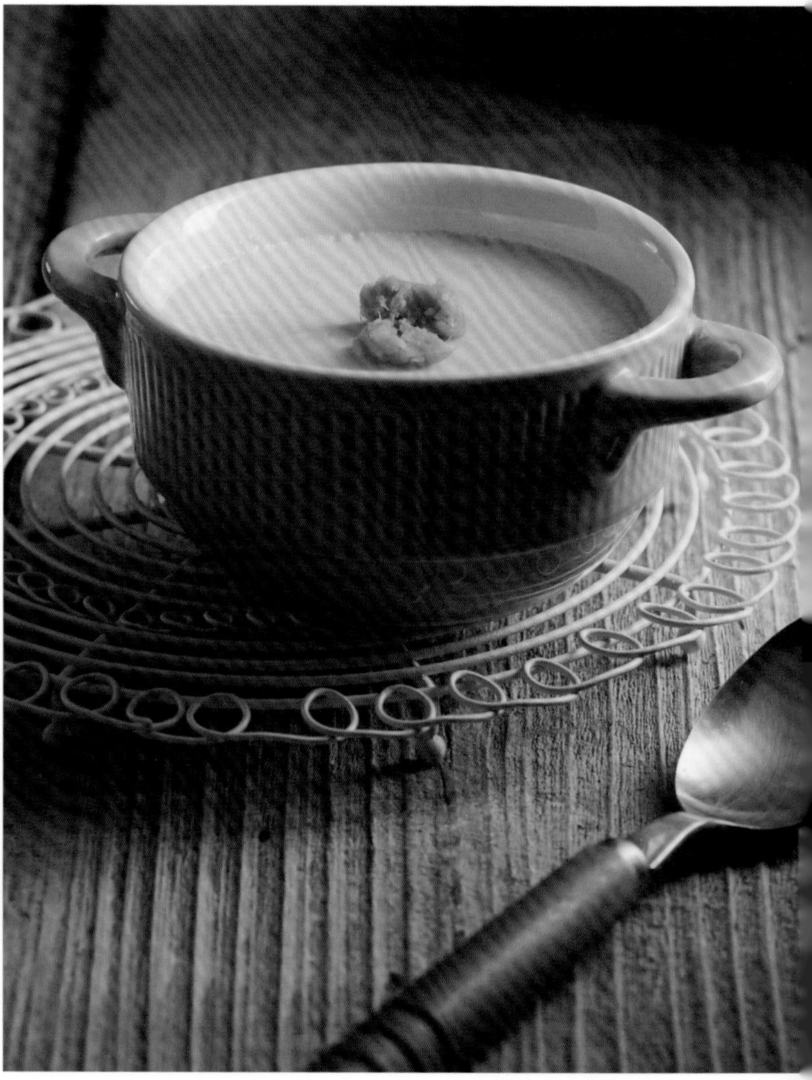

甘薯

富含胡萝卜素与膳食纤维，具有抗氧化与肠道保健的功能，是经济实惠的高营养密度食品，提供丰富的碳水化合物与矿物质的根茎类主食。建议保存在室温 20 ℃以下通风良好的地方，发芽前食毕为宜。

甘薯布蕾

准备时间 / 25 min
烹调时间 / 20 min

材料

无糖豆浆 520 mL
甘薯 220 g（4 小条）
琼脂条 20 g
砂糖 30 g（或可可粉）

调味料

香草荚少许

做法

1 将甘薯洗净，削皮，放入蒸锅中蒸熟，取出，压成泥。

2 豆浆、香草荚放入汤锅中，以小火煮沸，增加香味，加入琼脂条煮至融化。

3 加入熟甘薯泥搅打均匀，盛入容器中，依个人喜好可以在表面撒上砂糖，用喷枪烤融成焦糖（或挤上少许甘薯泥装饰），即可食用。

〔营养成分分析〕

每 1 份量 180 g，本食谱含 4 份。

热量（kcal）	135	脂肪（g）	1.5	反式脂肪（g）	0	糖（g）	10
蛋白质（g）	5.5	饱和脂肪（g）	0	碳水化合物（g）	25	钠（mg）	89

〔营养师叮咛〕

秋季是甘薯成熟的季节，它富含维生素C、钙、钾、叶酸及 β -胡萝卜素，具备自然甜味与膳食纤维。制成布丁甜点有助于老人与小孩进食，是预防便秘的优良保健食物。

〔主厨叮咛〕

琼脂冷却凝固后口感偏硬，少量即有助凝固效果，喜爱软嫩口感者可减少用量，或趁温热食用。

大寒

公历1月19日~21日 · 大寒不寒，春分不暖

③ 黑芝麻

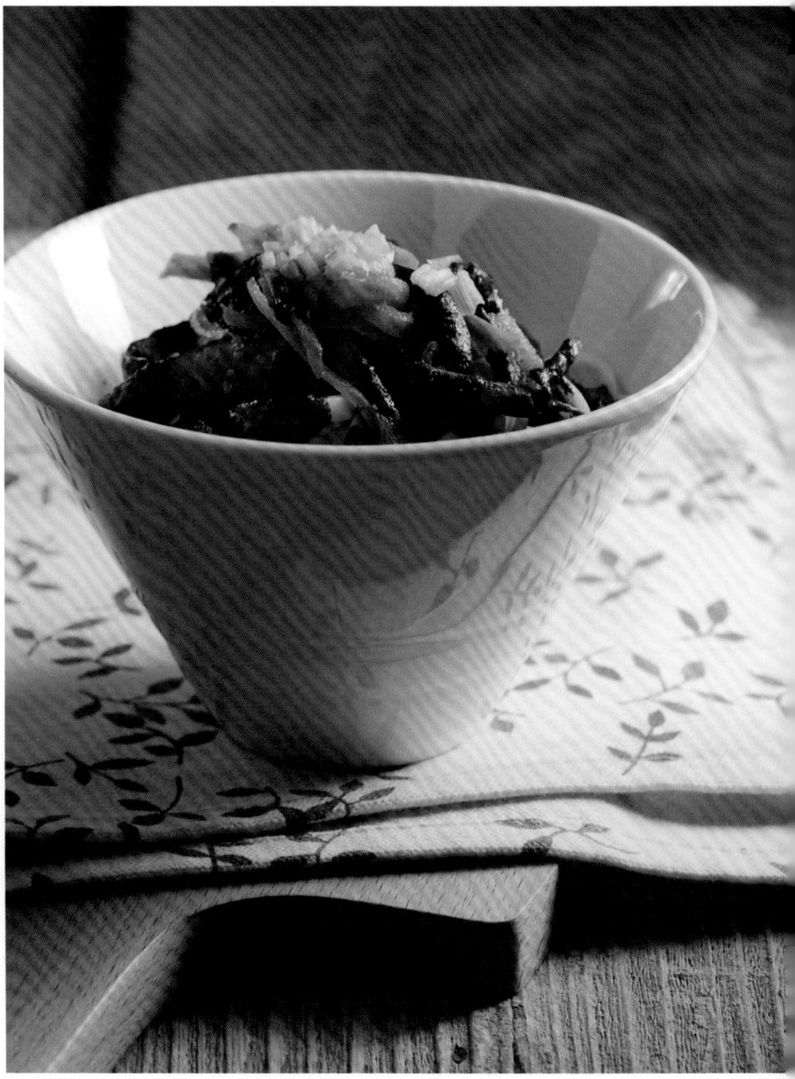

黑芝麻

黑芝麻钙、铁的含量较高于白芝麻，也含有较多的粗纤维。大寒是一年中最冷的日子，传统中医认为，冬季适合养肾，可多吃黑色的食物，如黑芝麻、黑豆等。

黑芝麻酱炒面

准备时间 / 5 min
烹调时间 / 15 min

材料

黑芝麻酱 15 g
熟面条 2 小碗
胡萝卜 15 g
干香菇 10 g
素肉丝 30 g
色拉油 5 g

调味料

酱油膏 5 g
盐 1.5 g
水适量

做法

1 干香菇洗净，泡软，切丝；胡萝卜去皮，切丝；素肉丝泡软，备用。
2 取炒锅加入色拉油热锅，放入胡萝卜丝、香菇丝爆香。
3 加入熟面条、素肉丝拌炒，放入黑芝麻酱、酱油膏、盐及少许的水拌匀调味，即可食用。

〔营养成分分析〕

每 1 份量 350 g，本食谱含 1 份。

热量（kcal）	462	脂肪（g）	19.4	反式脂肪（g）	0	糖（g）	0
蛋白质（g）	13.5	饱和脂肪（g）	1.9	碳水化合物（g）	58.3	钠（mg）	1379

〔营养师叮咛〕

黑芝麻虽美味又营养，含有丰富的单元不饱和脂肪酸，但因属于坚果油脂类，热量并不低，请适量摄取。

〔主厨叮咛〕

黑芝麻酱极易烧焦，可起锅时再添加，或转小火拌炒至有香味。

五色食材有助于抗衰老、养五脏

—72 种健康食材速查表—

白色（滋养肺、大肠、鼻、肌肤）

杏鲍菇（P.8）	莲子（P.84）	山药（P.162）
豆腐（P.26）	苦瓜（P.92）	银耳（P.164）
春笋（P.32）	糯米（P.110）	猴头菇（P.178）
蘑菇（P.40）	水梨（P.120）	白萝卜（P.180）
薏米（P.48）	荔枝（P.122）	大白菜（P.182）
冬瓜（P.68）	荸荠（P.152）	

黄色（滋养胃、脾胰）

花椰菜（P.6）	莲藕（P.100）	玉米（P.150）
花生（P.10）	黄花菜（P.118）	栗子（P.170）
豆干（P.18）	芋头（P.128）	老姜（P.186）
黄豆芽（P.34）	南瓜（P.136）	马铃薯（P.198）
菠萝（P.76）	柚子（P.138）	甘薯（P.204）
杧果（P.94）	香蕉（P.146）	

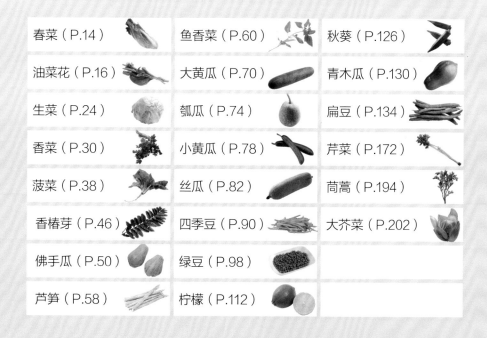

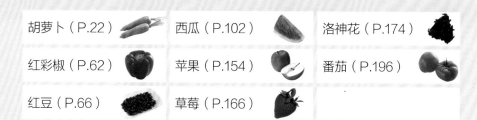